JN032626

成人の発達障害の評価と診断

──多職種チームで行う診断から支援まで──

東大病院こころの発達診療部

[編著]

岩崎学術出版社

はじめに

　本書は，東京大学医学部附属病院（以下，東大病院）こころの発達診療部主催の「発達障害研修会—成人の発達障害の評価と診断—」の内容をまとめたものです。この研修会は，2011年に始まり，毎年実施されてきました。その目指すところはこれまで一貫していますが，令和元年度を迎えるにあたって全体がより統合されるように構成や提示方法がいくらか手直しされ，それが本書にも反映されています。また，この研修会に沿った4つの「Session」に加えて，「発達障害に特化した検査」が「Session 4」として追加されています。専門性の高い検査に通暁していると共にこころの発達診療部で実際にその検査を担当してきた著者が解説をしています。

　東大病院こころの発達診療部は，2005年に設立されましたが，前身である精神神経科小児部デイケアはその40年近く前から活動していました。当初は知的な遅れのある自閉症をはじめとする幼児の療育を主に行っていましたが，時を重ねるにつれて成人後までの経過やより幅広い発達障害の経験が蓄積されてきました。それらを踏まえると同時に，成人後に発達障害を疑って診断を求めるニーズの増大に対応するべく，2012年に，精密な評価と診断を行ってそれに基づく心理教育と支援につなげていく発達障害検査入院というプログラムが開始されました。しかし，このプログラムで対応できる人数には限りがあるので，メンタルヘルスに携わる方々に成人の発達障害への理解を深めていただきたく，発達障害研修会にも力を注いできたものです。こころの発達診療部では，発達障害検査入院を含めて医師，心理士，ソーシャルワーカーの多職種チームで取り組んでおり，この研修会も同様です。

　このような経緯を受けて作成された本書には，発達障害のある人一人ひとりに合わせた「心理教育と支援」を大切にするからこそ，その前提としての「評価と診断」の充実を願うとの思いを込めたつもりです。様々な場面で発達障害のある人に出会うであろう皆様にその思いが伝わると共に，少しでも理解を深める上でお役に立てたら幸いです。

成人の発達障害の評価と診断 **目次**

〈本文イラスト　児玉やすつぐ〉

発達障害と精神疾患

鑑別と併存も含めた診断について

東京大学医学部附属病院 こころの発達診療部 准教授

金生由紀子

　このSessionでは，**発達障害と精神疾患の鑑別と併存**を中心に，発達障害の診断について考えていきます。例えば，勉強面では大きな問題はない人が大学生になって人間関係で悩むようになり，さらに卒業後を考えると不安が高まってくる（ケース1）；仕事中に何人かで話していると話が分からなくなってしまうことがあって気にしていたところ，インターネットで見たADHDの症状と似ているので，もしかしたら自分もそうではないかと心配になる（ケース2）；職場の人間関係がうまくいかなくて落ち込むことがあり，双極II型障害と診断されて治療を受けているが，発達障害に関するテレビ番組を見てむしろ自分はそちらではないか思う（ケース3）；育てにくい長男のことで悩み続け，ちょっとしたことで不安になりやすくうまくいかないと落ち込むために不安症として治療を受けているが，それだけだろうか（ケース4）というように，発達障害の疑いがあっても，表面に出ているのは生活上の困難とそれに伴う不安や抑うつなどであることが多いのが実際です。また，それらがすべて発達障害によるものではないのは当然ながら，発達障害が基盤にあって生じていることが少なからずあるということもわかってきています。そこで，これらのようなケースに対応する際には，問題が精神疾患によるのかそれとも発達障害によるのかという鑑別や，発達障害に新たに精神疾患が生じているのではないかという併存を検討する必要があるのです。

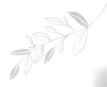

初診時の主訴

ケース1（男性）：大学卒業後の将来が心配

ケース2（女性）：複数で話していると話が分からなくなってしまう（ADHDではないか？）

ケース3（男性）：職場の人間関係がうまくいかず，落ち込む（双極Ⅱ型障害なのか？）

ケース4（女性）：ちょっとしたことで不安になりやすく，うまくいかないと落ち込む

❶-1　発達障害をどうとらえるのか

（1）発達障害を考えるにあたって

　検討を進める前提として，まず発達障害を診断する観点を整理しましょう（図1-1）。

各機能の問題に重点を置いて診断が定義される

【例】

●認知の低さ
⇒知的能力障害（知的発達症）

●認知の不均衡
⇒限局性学習症（SLD）

●協調運動の不良
⇒発達性協調運動症（DCD）

⇩

実際には，多側面の問題をしばしば併せ持つ

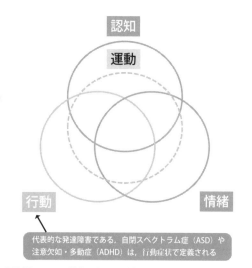

代表的な発達障害である，自閉スペクトラム症（ASD）や注意欠如・多動症（ADHD）は，行動症状で定義される

図1-1　発達期における機能の問題と診断

診断は、**認知**、**情緒**、**行動**、**運動**の４つの機能から考えることができます。したがって診断は、各機能の問題に重点を置いて定義されることになります。例えば、認知についてみると、全体的にその能力が低い場合、知的能力障害（知的発達症）と診断されます。正確には、DSM-5 では知的能力障害は、認知の低さと適応機能の悪さの両方がある場合に診断されますが、ここでは認知の側面に焦点を当てて述べています。そして、認知の不均衡があり、それに伴って特定の学習に関する能力が著しく低くなっていると、限局性学習症（specific learning disorder：SLD）となります。また、運動についてみると、協調運動が苦手で不器用さが著しく日常生活のいろいろな場面で支障を来す場合、発達性協調運動症（Developmental coordination disorder：DCD）となります。

本書で取り上げる発達障害の中でも代表格である、**自閉スペクトラム症（autism spectrum disorder：ASD）**及び**注意欠如・多動症（attention-deficit/hyperactivity disorder：ADHD）**は、**行動の症状**によって定義されています。ただし、実際のケースは、これらの中から複数の側面の問題を併せ持っていることが少なくありません。だからこそ、上記のような観点から問題を整理していくことは、適切な理解とそれに基づく治療・支援のために有用だと考えられるのです。

（2）発達障害の定義とその変遷

発達障害は、2005 年に施行された**発達障害者支援法**という日本の法律により、「**脳機能の障害であってその症状が通常低年齢において発現するもの**」と定義されました。この法律は 21 世紀になってようやく施行されましたが、先んじて 1960 年に施行されていた精神薄弱者福祉法は、1999 年に知的障害者福祉法へと変更されています。すなわち、この定義に該当する人たちの中では、知的障害（DSM-5 では知的能力障害または知的発達症）のみが長きにわたって支援されていたことになります。知的に遅れのある自閉症の人は知的障害の部分については支援を受けられたものの、

自閉症特有の問題に十分に対応されてこなかったのです。もちろん，知的な遅れがなければ，「脳機能の障害であってその症状が通常低年齢において発現」していても，支援の対象ではありませんでした。

　この状況を変えて，必要とする幅広い人々に支援をもたらそうとの活動が実り，発達障害者支援法が制定されたので，この法律における発達障害には従来からの支援を受けていた知的障害は含まれておらず，DSM-5における ASD，ADHD，SLD を中心として，さらに，言語の障害及び協調運動の障害等が支援の対象となっています（図1－2）。

発達障害の範囲

発達障害者支援法における 発達障害	DSM－5による 神経発達症群
●脳機能の発達の障害 ●症状が通常低年齢で発現	発達期に発症する一群の疾患：典型的には発達期早期に明らかとなり，個人的，社会的，学業，または職業における機能の障害を引き起こす発達の欠陥により特徴づけられる
○自閉症・アスペルガー症候群 　その他の広汎性発達障害 ○学習障害 ○注意欠陥多動性障害 ○その他 　・言語の障害 　・協調運動の障害 　・心理的発達の障害 　＜ICD-10のF8＞ 　・小児期及び青年期に通常 　　発症する行動及び情緒の障害 　＜ICD-10のF9＞	○知的能力障害群 ○コミュニケーション症群 ○自閉スペクトラム症（ASD） ○注意欠如・多動症（ADHD） ○限局性学習症（SLD） ○運動症群 　・発達性協調運動症（DCD） 　・チック症群

図1－2　発達障害の範囲

発達障害者支援法施行規則によると、「心理的発達の障害並びに行動及び情緒の障害」も発達障害とされ、それらは、ICD-10 の F8 及び F9 に該当して、この中には、F95 チック障害も含まれています。一方、DSM-5 では、「発達期に発症する一群の疾患」をまとめた神経発達症群（Neurodevelopmental Disorders）が、発達障害に該当するものになります。先述したような事情から、発達障害者支援法における発達障害との最も大きな違いは、知的能力障害群を含むという点ですが、「脳機能の障害であってその症状が通常低年齢において発現するもの」としては、神経発達症群の方がむしろ自然な定義であるということもできます。

　発達障害者支援法は、5 年毎に内容が検討されていて、2016 年の改正では「発達障害者」の定義が、「**発達障害がある者であって発達障害及び社会的障壁により日常生活又は社会生活に制限を受けるもの**」と改変されました。(https://www.mhlw.go.jp/topics/2005/04/tp0412-1b.html)。「社会的障壁」という要因が障害の定義に追加されたのです。つまり——発達障害には、遺伝的要因、脳に対する外傷など脳機能の障害を引き起こす要因が関わっていますが——、その人がどれくらい困っているかによって該当するか否かが左右され、その判断にあたっては、「社会的障壁」が重要な要因であるということなのです。この法律における「社会的障壁」とは、「発達障害がある者にとって日常生活又は社会生活を営む上で障壁となるような社会における事物、制度、慣行、観念その他一切のもの」とされています。「社会的障壁」がなくなれば、発達障害者として生活する必要がない場合も生じるということですから、医療モデルから社会モデルへの転換という大きな変化が起きたということを意味しています。

（3）発達特性と発達障害

　「社会的障壁」が発達障害を生じさせる要因になるかどうかを考える上で、「**発達特性**」という考え方が重要になります。例えば、ASD という発達障害につながる特性として、「社会的コミュニケーションを相手に合わ

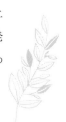

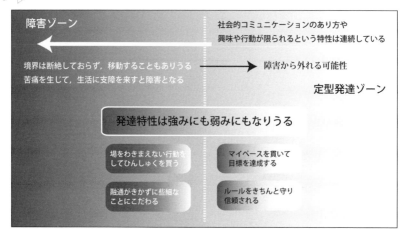

図1-3 発達特性と発達障害

せて柔軟かつ密に取ることが苦手かどうか」，あるいは「興味や行動が限られていてその変更が困難かどうか」，というものがあります（図1-3）。

このような特徴は，「極めて苦手または困難」と「極めて得意または容易」を両極として連続しており，どの人もこの連続性のある**スペクトラム**の中のどこかに位置づけられることになります。

では，この発達特性のスペクトラムの中では，発達障害をどのようにとらえられるのでしょうか。それは，スペクトラムの中にある「境界」を想定して，そこを超えて特性が強くなると苦痛が生じて社会生活に支障を来すようになる場合に，発達障害とするのです。ただし，この境界は，例えばがんの診断におけるように，悪性か良性かが明確に分けられるというような断絶のあるものではありません。それから，「社会的障壁」が発達障害といえるかどうかの要因になるので，その人の置かれた環境によっては「境界」が移動することもあり得るわけです。したがって，ある特性がすっかりなくなることはないけれども，置かれる環境が変わって，例えば，周囲の理解が高まったり支援が充実したりして苦痛や生活の支障が軽減すると，「境界」が移動して，障害から外れるという可能性もあるということなのです。

また，この特性が強みにも弱みにもなりうるということは，とても大切なポイントです。例えば，社会的コミュニケーションのあり方として，周囲にあまり同調せずに自身のスタイルを保持するという特性があったとすると，「人の気持ちや場をわきまえない行動をしてひんしゅくを買う」というふうにネガティヴに現れる場合もあれば，「周りを気にせずにマイペースを貫いて目標を達成する」というふうにポジティブに現れることもあります。特に支援を考える場合には，強みを生かして弱みを減らしていくことが大事であり，特性はそのような可能性をもつものであると理解することが重要です。

（4）発達障害と愛着形成

　発達障害の中でも自閉症についてその病因が誤解されていた時代がありました。カナー（Kanner, L.）が当初の報告の中で，家族の高い知性と強迫性，そして温かさの欠如について言及したことにより，「心因論」が支配的な風潮の時代に，「冷蔵庫母親説」（母親の冷たい養育の結果，自閉症になるという説）という誤った病因論が受け入れられていたのです（神尾陽子，2018）。この説が間違いであることが明らかとなって，同じ過ちを繰り返してはならないとの認識が強まり，自閉症をはじめとする発達障害は親のせいではないということが強調されてきましたが，一方ではそのために，発達障害に関わる**愛着（アタッチメント）**の問題について，十分に検討されづらいという状況もあったのではないでしょうか。しかし，だんだんと時代を経るにつれて，発達障害は脳機能の障害であって親の育て方によるのではないことが周知されて，誤った心因論が再び生じる恐れを持たずに，ようやく今，愛着の問題を検討できるような時期が来たのではないかと思われます。

　愛着は，「**子どもと特定の母性的人物に形成される強い情緒的な結びつき**」と定義されています。養育者との間に愛着関係が形成されて安心感を得ることで，子どもの認知や情緒の発達が支えられます。そして，愛着障

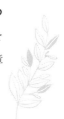

害の知見の蓄積から，愛着の問題が発達に及ぼす影響が明らかになってきました。愛着障害では発達障害と類似の行動を示すことがあり，例えば，**反応性アタッチメント障害（reactive attachment disorder：RAD）**とASDでは陽性の情動表出の減弱や対人的相互反応の抑制が，また**脱抑制型対人交流障害（disinhibited social engagement disorder：DSED）**とADHDでは脱抑制的な社会行動（見境のない社会的行動と遠慮のなさなど）が認められるといいます（山下洋, 2019）。ただし，認知行動特性を系統的に評価すると，RADではASDのような限定された興味や儀式的行動が通常は認められないとか，DSEDではADHDのような注意の障害や対人交流場面以外での多動が通常は認められないということから，鑑別が可能とされています。とはいえ，必ずしも発達障害と愛着障害の鑑別が容易であるとは限らず，また，発達障害にくわえて愛着の問題についても検討せざるを得ないようなケースが増加しているように思われます。

　発達障害にくわえて愛着障害が重なる，あるプロセスがあります。発達障害の特性自体は脳機能の発達の問題なのですが，養育者の不適切な対応や一貫性を欠いた接し方により愛着形成にも問題が生じます（図1-4）（原田謙, 2014）。この養育の躓きが起きる背景には，発達障害のある子どもの「育てにくさ」のため，養育者がどう対応してよいかわからないということがあると考えられます。このように，生来の特性に不適切な対応が加わり，子どもの認知や情緒や行動にネガティヴな変化が生じ，育てにくさが強まって対応がいっそう難しくなるという，悪循環になってしまいます。つまり，特性と育て方が絡み合うことによって大きな困難が生じると考えられるのです。

　発達障害の診断基準にまで達しない発達特性も含めれば，愛着の問題との絡み合いは，メンタルヘルス全体を考える上でも非常に重要な課題になってきています。同時に，愛着形成の問題は成人期の発達障害にも影響し，社会的自立に向けて自尊心の低下や悲観性などの内的な苦悩，感情調整や自己組織化の困難が前景化するとされています（山下洋, 2019）。発

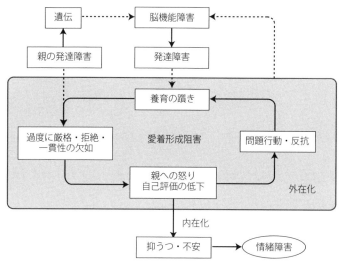

図1-4　発達障害と愛着形成阻害の経過
（原田，臨床医のための小児精神医療入門，2014 より）

達障害のある成人の支援にあたって，愛着の問題を把握することは大変有用なのです。

❶-2　発達障害検査入院プログラム

　本書で紹介している発達障害検査入院プログラムは，青年期・成人期の方を対象とした，発達障害の包括的評価と心理教育をパッケージにした入院プログラムです。私たち，東大病院こころの発達診療部の多職種スタッフ（医師，心理士，ソーシャルワーカー）が，当院精神神経科の協力を得て病棟を使用し行っています。この時期に発達障害の診断に至るケースとしては，職場などで不適応状態になり，不安や抑うつなどを主訴に受診することが多くみられます。包括的評価は，的確な診断のためにも，支援の方策を立てるためにも重要なのです。本プログラムは，平成23年度 に開設して，おおむね1か月に1名ずつに対して行っており，令和元年度までに100名以上の方が利用しています。

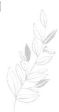

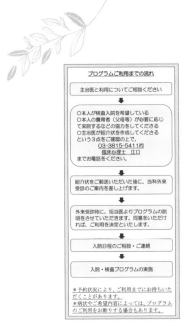
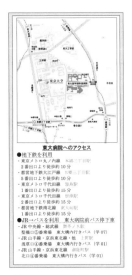
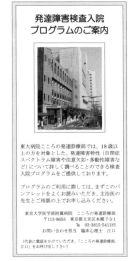

図1−5　発達障害検査入院プログラムの案内
（http://kokoro.umin.jp/pdf/hattatsu_ippan.pdf の一部）

表1−1　発達障害検査入院プログラムの概要

	月	火	水	木	金	土	日
午前	入院	朝食前採血	10：00-12：00 ロールシャッハ	10：00-11：00 CPT/WCST	脳波，頭部CT		
午後	病棟主治医から インテイク面接 予定表，質問紙 検査お渡し	13：30-15：00 WAIS		13：00-14：30 MINI・医師面接	15：00-16：00 ADOS		
午前	10：00-12：30 ADI-R CAADID						
午後	14：00-16：30 カンファレンス	13：00-15：00 検査結果説明					

〇約10日間の入院期間に15種類の検査を実施
〇退院前に2時間の結果説明
〇専門性の高い検査を複数実施
〇利用者1名あたりに要する時間は20時間以上

本プログラムの基本的なスケジュールは表1－1のとおりです。

専門性の高い検査が複数組み込まれており，自閉症診断観察検査（Autism Diagnostic Observation Schedule：ADOS），自閉症診断面接改訂版（Autism Diagnostic Interview-Revised：ADI-R）という ASD に関する検査や，コナーズ成人 ADHD 診断面接（Conners' Adult ADHD Diagnostic Interview for DSM-Ⅳ：CAADID）といった成人の ADHD に関する検査もあります。その他に，ウェクスラー成人知能検査（Wechsler Adult Intelligence Scale：WAIS）をはじめとする神経心理学的検査，ロールシャッハ・テストなどの投映法検査，さらには，精神疾患簡易構造化面接法（The Mini-International Neuropsychiatric Interview：MINI），脳波や脳画像検査も行っています。詳細については，主として Session 3「包括的評価」を参照してください。

検査入院利用者の動機は大きく2つに分けられます（図1－6－a）。1つは，「発達障害かもしれない」と自分自身で感じたから，もう1つは，「発達障害のような気がするので，はっきりした診断に基づいた助言がほしい」と家族をはじめとする周囲の人に勧められたからということです。患者さんは社会不適応になり，様々な精神症状を来していることが多く，それらと発達障害との関連について詳しく調べてほしいと望まれる方もかなりいらっしゃいます。

この検査入院利用者の方にアンケートをとってみたところ，半数の方が高い満足度を示し，やや満足という方も含めると，8割以上に達しています（図1－6－b）。「自分のことを知ることができたのは，どれほどいいことだったかわからない」という感想を述べられた方もおられて，自分の特性の理解につながったことが検査入院のよかった点であるとの回答が最も多いものでした（図1－6－c）。本書の元となった研修会が「評価と診断」と銘打たれているのは，こうした実情を踏まえて，まずはしっかりとした評価をして患者さんの自己理解を進めていくことが，支援の第一歩であり，またその基盤になるとの考えからです。

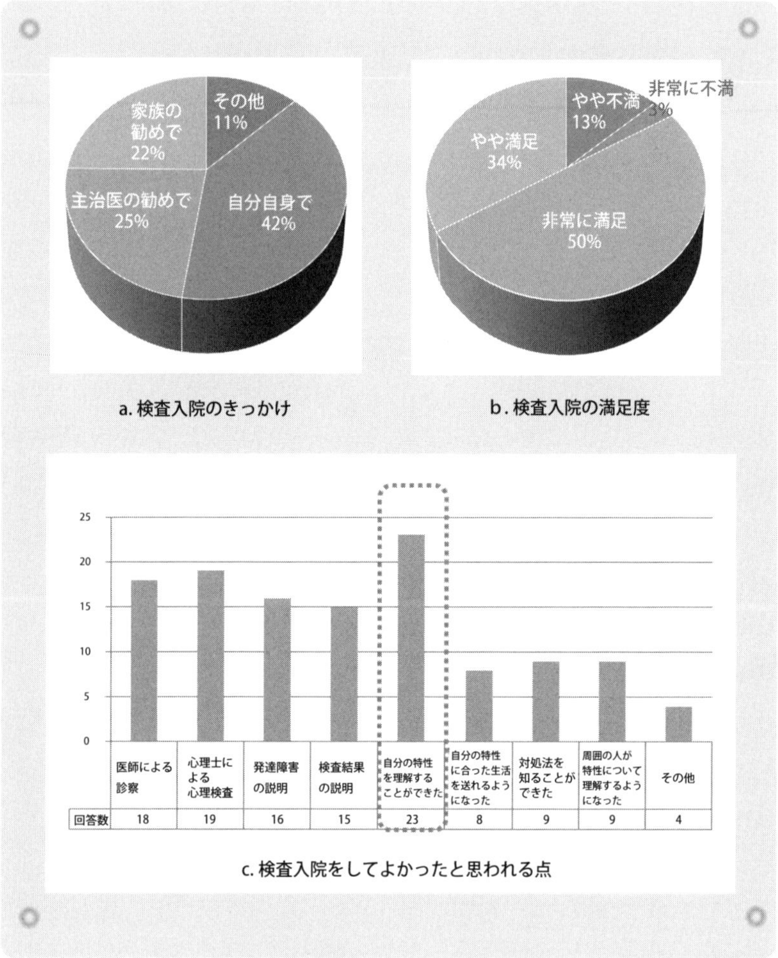

a. 検査入院のきっかけ

その他 11%
家族の勧めで 22%
主治医の勧めで 25%
自分自身で 42%

b. 検査入院の満足度

やや不満 13%
非常に不満 3%
やや満足 34%
非常に満足 50%

	医師による診察	心理士による心理検査	発達障害の説明	検査結果の説明	自分の特性を理解することができた	自分の特性に合った生活を送れるようになった	対処法を知ることができた	周囲の人が特性について理解するようになった	その他
回答数	18	19	16	15	23	8	9	9	4

c. 検査入院をしてよかったと思われる点

図1-6　発達障害検査入院プログラムの利用者アンケートから

❶-3 発達障害の診断基準

（1）ASD

> **自閉スペクトラム症（Autism Spectrum Disorder：ASD）の診断基準の概要（DSM-5）**
>
> A．複数の状況で社会的コミュニケーションおよび対人的相互反応における持続的な欠陥がある（3項目全部）
> B．行動，興味，または活動の限定された反復的な様式（4項目中2項目以上）
> C．症状は発達早期に存在していなければならない
> D．その症状は，社会的，職業的，または他の重要な領域における現在の機能に臨床的に意味のある障害を引き起こしている
> E．これらの障害は，知的能力障害（知的発達症）または全般的発達遅延ではうまく説明されない

社会的コミュニケーションおよび対人的相互反応における持続的な欠陥	行動，興味，または活動の限定された反復的な様式
複数の状況で社会的コミュニケーションおよび対人的相互反応における持続的な欠陥があり，現時点または病歴によって，以下により明らかになる。 1. 相互の対人的 - 情緒的関係の欠落 2. 対人的相互反応で非言語的コミュニケーション行動を用いることの欠陥 3. 人間関係を発展させ，維持し，それを理解することの欠陥	行動，興味，または活動の限定された反復的な様式で，現在または病歴によって，以下の少なくとも2つにより明らかになる。 1. 常同的または反復的な身体の運動，物の使用，または会話 2. 同一性への固執，習慣への頑なこだわり，または言語的，非言語的な儀式的行動様式 3. 強度または対象において異常なほど，きわめて限定され執着する興味 4. 感覚刺激に対する過敏さまたは鈍感さ，または環境の感覚的側面に対する並外れた興味

　まず，代表的な発達障害である ASD について述べていきます。ASD は，「社会的コミュニケーションおよび対人的相互反応における持続的な欠陥」

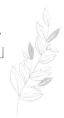

13

と「行動，興味，または活動の限定された反復的な様式」を中核症状とする発達障害です。

　歴史的には，カナーは自閉症の基本障害は情緒的な接触障害であり，①周囲からの極端な自閉孤立，②強迫的同一性保持を中核症状としましたが，ラター（Rutter, M.）は言語・認知障害が基本障害であるとして，①特異な社会性の発達，②言語発達の遅滞と特異的な逸脱，③同一性への固執を中核症状として挙げました（辻井農亜，2018）。その後，ウィング（Wing, L.）らによってスペクトラム概念が提唱されると共に，①対人反応の重大な欠陥，②コミュニケーションの重大な欠陥，③想像的な活動を行うことの重大な欠陥の３つが中核症状とされるようになります。DSM-Ⅳ-TR まではラターやウィングらのまとめた３つが診断基準を形成する症状でしたが，DSM-5 では DSM-Ⅳ-TR における①対人的相互反応における質的障害と②コミュニケーションにおける質的障害がひとまとめにされました。

　こうして整理された，2 つの中核症状が発達早期から存在し，症状によって生活に支障を来しており，また，症状に伴う問題は知的な遅れだけでは説明できない場合に，ASD と診断されます。ただし，「1 − 1 （3） 発達特性と発達障害」で述べたように，生活に支障を来していなければ，ASD の診断には至りません。

中核症状①対人的相互反応における質的障害

　診断基準となる 1 つ目の中核症状は 3 項目からなり，すべてが存在する必要があります。

・対人的-情緒的関係については，人とのかかわりが一方的であり感情を共有することが困難であること
・非言語的コミュニケーションについては，視線や顔の表情や身振り手振りなどによって自然なコミュニケーションを図ることが困難であること

・人間関係の発展・維持・理解については，他者に対する関心が乏しかっ
たり働きかけが不適切であったりすること

　これらが見られるかを判断して診断をしますが，そのためには多角的に
情報を総合する必要があります。例えば，知的能力の高いASDの子どもは，
大人との会話では適切な言葉を使ってやりとりができて，診察室で会って
いるとASDと感じさせないことがありますが，同年齢の子どもへの関心
が乏しかったり相手に合わせたコミュニケーションがとれなかったりし
て，園や学校での生活に支障を来すことというようなことが，少なからず
あるからです。

中核症状②コミュニケーションにおける質的障害
　2つ目の中核症状は4項目からなり，2項目以上が存在する必要があり
ます。
　行動，興味，または活動の限定された反復的な様式とまとめられていま
すが，その中で，**常同的または反復的な身体の運動，物の使用，または会
話**は，知的能力に遅れがある方によくみられる特徴です。具体的には，手
をひらひらさせる，くるくる回る，ぴょんぴょん跳ねるという常同運動，
おもちゃを一列に並べるなどの物の反復的な使用，「お名前は？」と尋ね
たら「お名前は？」と返すような「オウム返し（エコラリア：反響言語）」
が含まれます。残りの3項目は知的能力にかかわらず認められる特徴です。
　2番目は，「**こだわり**」という用語でよく表現されたりしますが，例え
ば道順とかテレビ番組という日常生活での些細な変化も嫌がって非常に混
乱することがあったり，一定の質問を繰り返すなどの儀式的な行動にふ
けったりするといったものです。
　3番目は，**とても狭い範囲のことに関して興味をもつ**という特徴であり，
例えば洗濯機の水流にずっと見入ってしまうということもあります。こう
した特性から，興味のあることについては高い能力を発揮して，子どもな

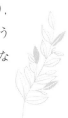

がらに大人も顔負けの知識を有して「〇〇博士」というあだ名をつけられ
ることがあります。時には，特定の分野の作業や研究などでプラスに生き
ることもあるので，支援にあたってはこの特徴をいかに生かすかという発
想をもつことが大切です。

　4番目は，以前からASDの特徴として認識されていたものの，DSM-5
で診断基準に採用されて改めて着目されている，**感覚**の問題です。特定の
音や触感への過敏な反応（例えば子どもの泣き声とか洋服のタグが触れる
ことを著しく嫌がるなど）など過敏さがよく指摘されますが，ここには鈍
感であることも含まれており，痛みへの鈍感さが自傷行為の背景にあると
いうことも考えられています。

　ASDには多様性がありますが，「**年齢×知的能力障害×自閉症状**」の掛
け合わせで考えると，どのあたりに位置づけられるのかというのがわかり
やすくなります（図1−7）。

　知的に遅れがあって自閉症状が重度であると，年齢が上がっていっても
状態像が一定の範囲に収まりやすい傾向があります。一方，知的に遅れが
なくて自閉症状が軽度であると，多様な状態像をとり，しかも年齢が上がっ
て個々人で異なる経験をする中でますます多様になっていきます。よい方
向に作用して，長所を生かして社会で活躍するようになり，障害ではなく

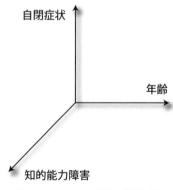

図1−7　ASDの多様性の検討の視点

なることもあると思われます。逆に，失敗体験を重ねてうつや攻撃行動など，様々な併存症を伴って社会参加が困難になる場合もあります。

（2）ADHD

**注意欠如・多動症（Attention-Deficit/Hyperactivity Disorder：ADHD）
の診断の概要（DSM-5）**

A．不注意および / または多動性 - 衝動性の持続的な様式で，機能または発達の妨げとなっているもの（不注意も多動性 - 衝動性も 9 項目中 6 項目以上（17 歳以上では 5 項目以上）であり，6 か月間持続
B．不注意または多動性 - 衝動性の症状のうちいくつかが 12 歳になる前から存在していた
C．不注意または多動性 - 衝動性の症状のうちいくつかが 2 つ以上の状況において存在する
D．これらの症状が，社会的，学業的，または職業的機能を損なわせているまたはその質を低下させているという明確な証拠がある
E．鑑別診断

不注意	多動性－衝動性
a．学業，仕事，またはその他の活動において，しばしば綿密に注意することができない，または不注意な間違いをする b．課題または遊びの活動中に，しばしば注意を持続することが困難である c．直接話しかけられたときに，しばしば聞いていないように見える d．しばしば指示に従えず，学業，用事，職場での義務をやり遂げることができない e．課題や活動を順序立てることがしばしば困難である f．精神的努力の持続を要する課題に従事することをしばしば避ける，嫌う，またはいやいや行う g．課題や活動に必要なものをしばしばなくしてしまう h．しばしば外的な刺激によってすぐ気が散ってしまう i．しばしば日々の活動で忘れっぽい	a．しばしば手足をそわそわと動かしたりトントン叩いたりする，またはいすの上でもじもじする b．席についていることが求められる場面でしばしば席を離れる c．不適切な状況でしばしば走り回ったり高い所に登ったりする（注：青年または成人では，落ち着かない感じのみに限られるかもしれない） d．静かに遊んだり余暇活動につくことがしばしばできない e．しばしば "じっとしていない"，またはまるで "エンジンで動かされるように" 行動する f．しばしばしゃべりすぎる g．しばしば質問を終わる前に出し抜いて答え始めてしまう h．しばしば自分の順番を待つことが困難である i．しばしば他人を妨害し，邪魔する

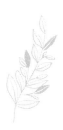

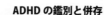

ADHD の鑑別と併存

診断基準のE項目：その症状は、統合失調症、または精神病性障害の経過中にのみ起こるものではなく、他の精神疾患（例：気分障害、不安症、解離症、パーソナリティ障害、物質中毒または離脱）ではうまく説明されない

ASD との鑑別と併存	精神疾患との鑑別と併存
鑑別対象として、DSM-IV-TR では広汎性発達障害（PDD）が記されていたが、DSM-5 では ASD が記されていない。ADHD と ASD が相互に高率に併存するとの知見が蓄積されたためと思われる	気分障害、不安症などの精神疾患では、ADHD 類似の症状を示すことがあり、鑑別が重要である一方で、ADHD に併存することも稀ではないので、その点も考慮する必要がある

　ASD と並ぶ，代表的な発達障害である ADHD の診断基準を上に示しています。中核症状は，**不注意**，**多動性**，**衝動性**であり，症状が 12 歳になる前から存在します。これらの症状は多くの人が少しは持っていそうなものですから，十分な数の症状を一定期間持っていることに加え，それによって生活に支障を来しているということが診断の条件として必要です。

　ADHD と関連する疾患

　ADHD の鑑別と併存を考えるにあたって重要なことは，DSM-5 では ASD が鑑別の対象ではなく，併存しうるものとみなすようになったことです。しかし，一方的な対人コミュニケーションのようにみられる行動のかなりの部分が不注意や衝動性の表れであり，ASD の発達特性を多少は持つとしても主診断は ADHD であるとしたほうが適切と思われることもあり，発達歴も含めた丁寧な評価が必要になります（根來秀樹ら，2016）。

　また，気分障害や不安症などの精神疾患は，鑑別の対象として挙げられていますが，これは，うつや不安のため集中力が低いようにみえる場合もあり得るからです（渡部京太，2016）。同時に，気分障害（齊藤卓弥，2016）や不安症（小平雅基，2016）は，ADHD に併存することが稀ならずあるので，鑑別と併存の両面での検討が必要になります。

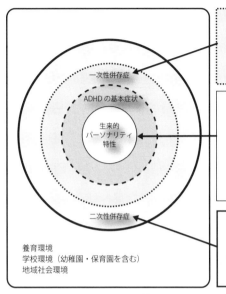

● 神経発達症群の疾患
● 精神病性疾患、てんかん
　強迫症（一部）
　一次性の睡眠 - 覚醒障害
　排泄症（遺尿症、遺糞症）

パーソナリティ傾向は、ADHD 特性との関連も持ちながら、ADHD 特性を超えた個性的な行動及び対人関係の優勢な様式として形成されていく。「人なつこく、承認欲求が強い」という特性は ADHD に親和性の高い気質と思われるが、環境要因との相互作用の中で変化する可能性がある

● 外在化障害群：反抗挑発症
　素行症など
● 内在化障害群：不安症、うつ病
　脱抑制型対人交流障害
　心的外傷後ストレス障害など

一次性併存症
ADHD の基本症状
生来的パーソナリティ特性
二次性併存症

養育環境
学校環境（幼稚園・保育園を含む）
地域社会環境

図1－8　ADHD の疾病構造
（齊藤，注意欠如・多動症—ADHD—の診断・治療ガイドライン第 4 版，2016 改変）

表1－2　年齢別の ADHD 症状

	不注意	多動	衝動
就学前	・1 つの遊びが 3 分以内 ・行動が不完全 ・話を聞かない	・めまぐるしい動き	・話を聞かず，危険意識が低い
小学生	・1 つの活動が 10 分以内と短い ・次々に行動が変わる ・忘れっぽく，気が散りやすい	・静かにすべきところで落ち着きがない	・順番を待てない ・他児の邪魔をし，だしぬけに答えを言う，割り込みや事故が多い
思春期	・周りに比べ持続力がない ・細かなミスが多い ・計画性が低い	・そわそわする	・自己統制力の低さ，無謀で危険を顧みない
成人	・細かな作業を完遂できない ・約束を忘れる ・先の見通しを立てられない	・落ち着きのなさの自覚	・自動車などの事故，早まった決断 ・せっかち

出典：Rutter, M. et al：Child and Adolescent Psychiatry 4th edition. Blackwell Publlshing. 2003 より作成

Session ❶　発達障害と精神疾患

ADHD の疾病理解

ADHD を理解する上では，パーソナリティや併存症を含めた疾病構造を考えることが有用です（図1－8）（齊藤万比古，2016）。ADHD 特性のある人が環境との相互作用の中で形成してきたパーソナリティを把握して，その良さを生かすことが大切だからです。併存症の中で，先述した気分障害や不安症は，環境の影響が大きい二次的併存症に含まれると思われます。

また，ADHD の症状の表れ方は年齢の変化に伴って変わってきます（表1－2）（戸所綾子ら，2013）。小さい頃はひたすら動き回っていたり向こう見ずなことをしている様子が目立ちますが，年齢が上がってくると，本人は落ち着かないというふうに自覚していても，外見的な動きは目立たなくなってきます。大人になるとむしろ，注意が散りやすくてうっかりミスをしたり，段取りをつけるのが苦手であったり，後先を考えないで行動したりするといった行動が前景化してきます。ADHD の症状の中でも，不注意は大人になっても改善しにくいとされており，とりわけ女性のADHD は不注意優勢であることが多く，有病率の男女比が年齢の増加に伴い下がるのは，そのためであると考えられます。

❶-4　発達障害と精神科医療

（1）精神科医療との出会いのタイミング

発達障害と精神科医療との出会いのタイミングはいろいろなケースがあります（図1－9）（厚労科研近藤班，2011）。

早い時期に診断を受けている人もいれば，診断を受けないまま大学に入って，いろいろなスケジュールを自分で決めなければならないという状況で困難を生じて，診断の場に現れるということもあります。また，社会人になって職場の人間関係に適応できなかったり仕事上の枠組みを守れなかったりして，診断に至るというケースもあります。どのタイミングで出

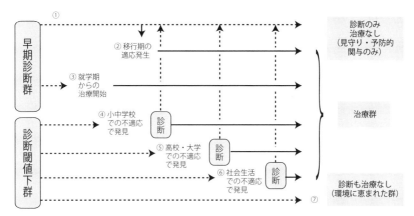

図1－9　発達障害と医療との出会いのタイミング
（「青年期・成人期の発達障害者へのネットワーク支援に関するガイドライン」より）

会うのかというのは，本人の発達特性の強さにもよりますが，家族や学校，地域社会が本人をどのように理解して受容するのか，あるいは逆に厳しく対応するのかということに左右されるといえるでしょう。すなわち，「個人の特性」と「環境」両側面の組み合わせで，問題になるかどうかが違うので，それによって医療にかかるタイミングも異なってくるのです。

（2）併存症及び社会適応と精神科医療

　発達障害の併存症を発達の経過に沿ってみると，まず「**早期併存症**」が生じます（図1－10）。この「早期併存症」は，脳機能や遺伝的な要因などが関係するかもしれないものの，そもそも発達障害に伴いやすい一次性の併存症と言ってよいものが主となります。例えば，チック症の中でも，運動チックと音声チックを伴った慢性チック症であるトゥレット症は，それ自体も発達障害ですが，ASDやADHDを軸に考えると，その早期併存症かつ一次性の併存症になることが多いと言えます。チック関連強迫症も同様に考えてよいかもしれません。

　こういう人たちが生活していくと，いろいろな困難に出会って，いわゆる「**二次障害**」と呼ばれる併存症が現れてきます。それに伴って，周囲と

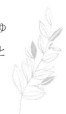

21

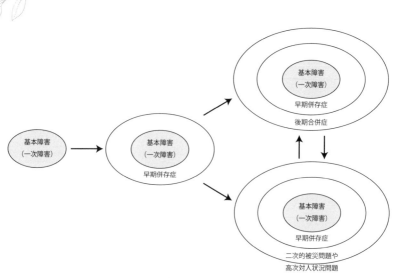

図1－10　発達障害の併存症と表現型の形成
（「青年期・成人期の発達障害者へのネットワーク支援に関するガイドライン」より）

の人間関係がより困難になったり，行動上の問題がより深刻になったりすることもあります。支援にあたっては，このような悪循環が進まないようにすることがなにより大切です。しかし，そういう経過にあることに気づかれず適応上の問題がより進んで，不登校や引きこもりなどの内向性の問題が遷延したり，司法の介入が必要になったりしてから，ようやく精神科医療につながることがあるのも現状です。（図1－11）

（3）成人期に支援を要する状況にある発達障害

　成人期に支援を要する発達障害のある人の中には，それ以前に診断や評価をされて治療や支援を受けたことがあるにもかかわらずうまくいかなかったという人もいれば，成人期になって初めて生活上の困難に遭遇して診断の場にやってくるという人もいます。このような人たちを考えていくときに，**どうしてその時点で支援が必要になったのか**ということを検討しなければなりません。それは一方では，**どうしてそれまで支援を必要としなかったのか**を考えることでもあるでしょう。例えば，本人の知能が高く，

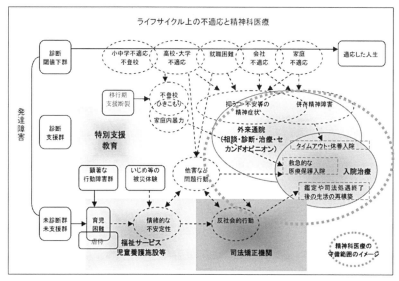

図1－11　発達障害の併存症と表現型の形成
（「青年期・成人期の発達障害者へのネットワーク支援に関するガイドライン」より）

両親の理解もあり本人に合わせた育て方をしてきたので，それまで問題にはならなかったのが，いざ就労という段階で困難に直面して受診をしてみると，実は自閉症状が重いASDであったということもあります。今後の支援を考えるためにも，支援が必要になった経緯を明らかにすることは，とても重要なのです。

東大病院の検査入院プログラムは，本人に一定以上の動機づけがあることが前提になりますが，それでも「是非とも自分のことを知ってより良い支援を受けたい」と思っている人ばかりではありません。家族や職場の方が支援の必要性を感じて，そのために診断や評価を求めていて，ご本人はただそれに応じているくらいのこともあります。したがって，支援及びその前段階としての**診断や評価を，だれがどれくらい求めているか**を把握することも大切です。

（4）精神科における診断のための聴取

　診断にあたっては，いろいろな経緯があって発達障害を疑って診察に来られた方に対して，まず通常の精神科の診断手順にのっとり，**主訴，現病歴，発達歴／生活歴，現症，家族歴と家族状況，身体的既往歴**などを把握していきます。

　そこで，このセッション冒頭に紹介したケースを例にとって，実際にどのような点に着目して情報を把握するのかを説明していきましょう。

　ケース1は，「大学卒業後の将来が心配」を主訴に受診したが，発達歴/生活歴及び現病歴の要点は以下の通りです。

ケース1

　幼少期は，車博士と呼ばれた。図鑑が好き。運動は不得意で不器用。乱暴な子は苦手で，女の子に遊んでもらっていた。小学校高学年で同級生にお金を盗られたりしても本人はいじめと自覚しなかった。

　中高一貫の男子校に入学し，反抗期無く過ごした。

　大学は工学部に進み，ゼミでの人間関係に悩むようになった。指導教員の勧めで大学の保健センターでカウンセリングを受けることになった。

　大学卒業が近づいて就職活動に困難があり，親やカウンセラーの勧めで受診となった。**本人も大学卒業後の将来が心配**と感じている。

　この経過で注目されるエピソードをいくつか挙げると，まず「車博士と呼ばれた」「図鑑が好き」というのは，興味の偏りの表れかもしれません。「運動は不得意で不器用」ということから，発達障害の一つである発達性協調運動症の併存の可能性も考えられます。「お金を盗られてもいじめと自覚しなかった」ということから，他者の悪意や自分の置かれた状況を認識できない可能性があり，対人場面を理解して行動する上でかなりの困難があると思われます。

Session 2「発達歴の聴取」では，このケースを例に挙げて説明します。

　次に，「複数で話していると話が分からなくなってしまう」ことを主訴にして受診したケース2の発達歴/生活歴及び現病歴の要点は以下の通りでした。

ケース2

> おっとりしていて手のかからない子どもであった。
> 小学校時代は勉強の出来にムラがあったが、他に気になることはなかった。
> 中学校時代は、苦手な勉強をどうして続けなくてはならないのかと、常識的な決まりごとに沿うのが難しかった。
> 高校、大学では趣味の合う特定の友人がおり、大きな問題なく過ごした。
> 大学卒業後に事務職に就いた。仕事で名前と顔が一致しないことや急な仕事に臨機応変に対応し難いことなどの指摘が徐々に増えていった。
> 本人も**複数で話していると話が分からなくなってしまう**ことに気づいており、インターネットで見たADHDの症状に似ていたので、ADHDではないかと考えて受診に至った。

　いろいろ聴いてみても，それほど問題のない子どもとして育ってきたようですが，「常識的な決まりごとに沿うのが難しかった」というのは，もしかしたら自分の論理にこだわる傾向を持っていたのかもしれません。「仕事で名前と顔が一致しない」ことや「複数で話していると話がわからなくなってしまう」ことについては，本人は注意を適切に振り分けられないというADHDの症状と考えたかもしれませんが，対人認識が不十分な可能性も考えられます。「急な仕事に臨機応変に対応し難い」というのは，変化や予期せぬできごとが苦手であることも考えられます。

　Session 3「包括的評価」では，このケースを例に挙げて説明します。

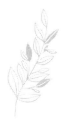

❶-5 鑑別か併存か

（1）発達障害における精神症状の検討

　発達障害と精神疾患の鑑別・併存を考えるにあたり，発達障害で起きやすい精神症状を検討してみましょう。**抑うつ症状**，**不安症状**，**強迫症状**，**幻覚・妄想症状**，**解離症状**などが主なものですが，これらは発達の経過の中で比較的出現しやすい時期がある症状もあります（表1－3）。

　発達障害とこれらの症状を示す精神疾患との関係について，鑑別の対象としてみるか併存症としてみるかは，実は一概には決められません。例えば，不安や焦燥が強いと，ソワソワと落ち着きなく，集中できない状態になるように，ソワソワと落ち着きがないからADHDであるとは限らず，不安症の可能性も疑えるからです。この場合，発達の経過に沿って情報を収集して，もともと落ち着きがなかったかどうかなどを調べることが，まず必要になります。一方で，もともとADHDがあると失敗を繰り返して不安になりやすくなるということもあり，その場合は不安症の併存と診断

表1－3　発達障害で治療の対象となる症状

	分類	具体的な行動や症状	治療標的の程度
しばしば幼児期からみられる早期関連症状	①緊張と情動の調整困難	パニックや混乱，カタトニア	＋＋
	②注意集中問題と多動	回避行動や衝動行為	＋
	③感覚と知覚の問題	聴覚過敏によるパニック	＋
	④医学的合併症	チック・てんかん・学習障害など	＋＋
学童期からみられる後期合併症	①統合失調症様の症状	幻聴や被害関係念慮	＋＋
	②強迫性障害様の症状	種々の確認強迫・不潔恐怖など	＋＋
	③抑うつ気分及び気分障	意欲低下や自責感，精神運動抑制	＋＋
	④他の精神障害の合併	解離性障害・摂食障害・身体化障害など	＋＋
二次的被災問題から派生した症状や行動	①フラッシュバック	突然のパニックや攻撃行動	＋
	②PTSD様の症状	過覚醒や類似刺激への過剰反応	＋
	③被害的な先入観	思いこみや決めつけ	＋
高次対人状況での混乱から生じる行動	①カタトニア	ヒステリー様の行動停止	＋
	②防衛的な行動化	無断欠勤などの逃避や虚言	＋
	③他罰的・実験的行動化	触法行動や告発	＋

（「青年期・成人期の発達障害者へのネットワーク支援に関するガイドライン」より）

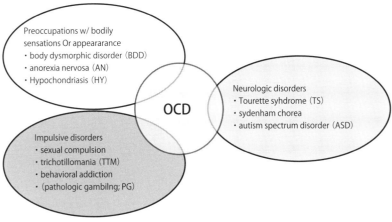

図 1 − 12　強迫スペクトラム障害
（松永，精神医学，2019 より）

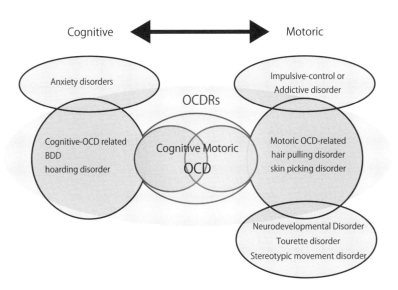

図 1 − 13　DSM-5 における強迫症及び関連症群の概要と他の精神疾患との関連性
（松永，精神医学，2019 より）

されることもあり得るのです。このように鑑別か併存かを見極めるのは，容易なことではありません。むしろ大切なことは，どちらであるかを見極めようとするのではなく，こういう難しさがあるということを念頭に置い

て診断を進めることではないでしょうか。

（2）うつ病・不安症・適応障害

　うつ病や不安症，抑うつ気分や不安を伴う適応障害と思われる症状を認めたものの，標準的な治療にはなかなか反応せず，症状の基盤に発達障害を持つのではと疑われるケースは少なからずあると思われます（澤原光彦ら，2017；Rosen, T.E. et al, 2018；横山富士男，2019）。ASD も ADHD も，対人関係に加えて実際の仕事上でミスが多いとか，融通が利かないということでもうまくいかず，そのためにうつ病や不安症，適応障害を発症しやすくなるのです。ASD ではそもそも対人コミュニケーションの困難を持っているわけですが，対人関係上の失敗を重ねる中でそういう場面への不安が高まり，社交不安症という診断にあてはまるようになる人も少なくありません。したがって，発達障害を症状の基盤に持っているかどうかを考える際には，うつや不安が明確になる前から，発達特性と関連すると思われる不適応があったかどうかを確認することが大切になります。

（3）強迫性と衝動性を有する疾患：強迫症，摂食障害，行動嗜癖，トゥレット症

　強迫症（obsessive-compulsive disorder：OCD）については，ASD の「こだわり」との鑑別が問題になることがしばしばあります（金生由紀子，2019）。OCD は，古くは「強迫神経症」と呼ばれて不安症の一種とされてきましたが，DSM-5 では別個に OCD および関連症群を形成しています。また，DSM-5 では DSM-Ⅳ-TR にあった「この障害の経過中のある時点で，その人は，その強迫観念または強迫行為が過剰である，または不合理であると認識したことがある」という項目が削除されています。つまり，自分ではやりたくない（自我違和性）とか，ばかばかしいと思っているのにもかかわらずやっているという認識は必要でなくなり，強迫症状と「こだわり」の区別がつきにくくなったと言えます。そうではあるものの，

発達障害または発達特性のある人における OCD の診断にあたっては，自我違和性や不合理性の認識に留意することが，実際は望まれるわけです。事実，ASD では，生来の「こだわり」が高じてきて本人も苦しんでいるけれども止められないというふうになってきて OCD という診断がつく人もいれば，「こだわり」とは全く別に強迫症状が出てくるという人もいます。また，ADHD では，小児期発症の OCD を併存しやすいとされていて，その場合にはしばしばトゥレット症を中心とするチック症も伴います。ADHD のある人はうっかりミスをすることが多いので，「ミスをしないように」と確認を繰り返すうちに，強迫症状が強まっていくということも考えられます。

　強迫性と衝動性を有する疾患としては，ホランダー（Hollander, E.）が提唱した「強迫スペクトラム障害」（図1－12）という広い概念が参考になるでしょう。DSM-5 ではその中でも OCD に近いとされるものが「OCD および関連障害群」というふうにまとめられていますが，ASD やトゥレット症もそれらと密接にかかわると考えられます（図1－13）。

　強迫スペクトラムに含まれる摂食障害については，発達障害との関連が近年になって注目されてきており，10～20% が発達障害を伴うとされています（和田良久，2014）。摂食障害として治療を行っているうちに発達障害が基盤にあるとわかる場合が多いということです。DSM-5 に明記されている回避・制限性食物摂取症（avoidant/restricted food intake disorder）は，食物摂取の回避あるいは制限で特徴づけられ，栄養欠乏によって身体や心理社会的機能を損なう疾患であり，ASD を伴わないか検討することが望ましいとされています（横山富士夫，2019）。やせ願望や肥満恐怖とは異なる独特の論理で体重にこだわる場合に，ASD が基盤にある可能性があるからです。また，思考の硬さや過度のとらわれなどの特徴は，ASD と摂食障害に共通するものと思われます。そして，発達障害の中でも，ADHD に関しては衝動性が神経性過食症と関連するとの指摘があります（高宮静男，2011）。いずれにしても，発達障害では失敗体験を繰り返して

Session ❶　発達障害と精神疾患

29

自己評価を下げる恐れがあるので，それにより摂食障害を来しやすくなるのかもしれません。

　衝動性で特徴づけられる疾患としては，近年注目されており ICD-11 にも採用されることになったゲーム障害を含めた行動嗜癖も考慮する必要があります（図 21）。ゲーム障害の併存症としては，ADHD や ASD の頻度が高いとされています（館農勝，2019）。衝動性に加えて過度のとらわれからも行動嗜癖に親和性が高いことがその背景にあると思われます。あるいは，発達障害のある人が直接的な対人交流を持ちにくくなると，ゲームやインターネットにいっそう没頭しがちになるという傾向はあるのかもしれません。

　さらに，トゥレット症も，強迫性と衝動性を有する疾患としてあげておきましょう。これはチックで定義される症候群であり，ICD-11 では運動障害であると同時に，発達障害でもあり強迫関連症でもあるという位置づけとなります（金生由紀子，2020）。

（4）統合失調症・双極性障害

　中心的な精神疾患の中で鑑別を検討すべきものとしては，統合失調症が挙げられます。そもそも「自閉」とは，ブロイラー（Bleuler, H.）が統合失調症の基本症状の一つとして，「外界との接触が減少して内面生活が病的に優位に立ち，現実からの遊離が生じる現象」を指した言葉でした。カナーもアスペルガー（Asperger, H.）も自らが観察・記述した子どもについてこの「自閉」という用語を用いて記述したことから，自閉症が小児期発症の統合失調症なのではないかという議論が生じることとなりました。その後に発症の時期や経過に関する研究が蓄積されて，1970 年代には自閉症と統合失調症は別の症候群という認識がされるようになりました（本田秀夫，2013）。しかし，1980 年代に入り，ウィングが，自閉症はスペクトラムをなすとして，アスペルガーの記述を再整理してアスペルガー症候群を提唱します。それまで精神病質（パーソナリティの障害）とされてき

たアスペルガー症候群が，自閉スペクトラム症に含まれたことから，自閉症と統合失調症との関連が再び検討されるようになったのです。統合失調症の側でも統合失調性パーソナリティ障害や統合失調症型パーソナリティ障害を含めたスペクトラムで捉える考え方が出てきたことから，より一層両者の異同に関心が持たれるようになったのかもしれません。また，スペクトラム概念の浸透に伴って，ASD または ASD 特性のある人がストレス状況下で幻覚妄想状態になり，反応性なのか統合失調症の発症なのかが問題になることが増えてきたとも思われます（澤原光彦ら，2017）。

　統合失調症と ASD では，対人コミュニケーションの状態などで見かけ上類似していることがあります（宮岡等ら，2019）。ただし，統合失調症では経過に屈曲点があり，機能の低下が進行していることが ASD とは大きく異なる点です。また，妄想のあり方として，統合失調症では直感的に浮かぶのに対して，ASD では推論によるものであり，自我障害の有無も異なるとされています（澤原光彦ら，2017）。また，他者との関係性のあり方として，統合失調症では他者からやってくることに過敏なのに対して，ASD では気づかないという相違点もあります。一方では，発達障害を有すると，そうでない場合よりも統合失調症が発症しやすいとの指摘もあるので，統合失調症を併存していないかとの検討はやはり必要であるということが言えます。

　双極性障害については，小児期の双極性障害が高率か否かの議論から発して，ADHD との鑑別と併存に関心を持たれてきました（齊藤，2018）。ADHD における多動や感情制御の困難は，躁状態における多動，行為心拍，易刺激性に似ており，横断面だけでは区別し難いことがあります（岡田俊，2018）。軽躁病エピソードを有する双極 II 型障害ではとりわけ紛らわしいとさえ言えるでしょう。そうした ADHD と双極性障害の鑑別にあたっては，エピソードの期間や切り替わり方などが参考になります。この視点は ASD でも同様で，状況に反応して情動不安定になっているのを双極性障害に取り込み過ぎないようにすることが大切です。同時に，発達障害に双

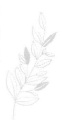

極性障害が併存すると行動化リスクが高まり，薬物療法を含めた治療を要することも多いので，双極性障害として治療を行うことの利点が大きいかどうかの観点からも検討したほうがよいでしょう。

（5）解離症・心的外傷後ストレス障害・性別違和

解離症状も発達障害で起こりやすい症状の1つにあげられますが，ASDでは自分の興味がない内容や自分が受け入れがたい状況に接すると意識が低下することがあり，これは解離症状の併存と考えられます。ASD は他者のみならず自分についても把握し難く，自他未分なところがあり，同一性が混乱しやすいために，解離症を生じやすいのかもしれません。また，発達障害は虐待を含めてトラウマに遭遇しやすい可能性があり，その体験による解離症を引き起こしやすいことも考えられます。

トラウマに関連する疾患としては，心的外傷後ストレス障害（posttraumatic stress disorder：PTSD）があります。発達障害ではトラウマに遭遇する危険性が高いことに加えて，とりわけ ASD では記憶や感覚などの特徴からトラウマの影響がさらに大きくなるという側面があります。

また，性別違和への関心が高まると共に，これについても発達障害との併存が検討されるようになっています。上記のような ASD における同一性の混乱しやすさが，性別についても影響することがあると考えられるからです。一見すると性別違和と思われても，異性のキャラクターになりきりたいという強い同一感が中心である場合，ASD 特有の男性的思考が強くて女性と交流が困難なことを性的属性によるとした場合など多様であり（館農勝ら，2013），丁寧に情報を得る必要があります。

（6）ケースを通した鑑別と併存の検討

最後に，ケースを通じて鑑別と併存の検討について述べたいと思います。

> 幼少時から電車好きで実物も図鑑もよく見ており，やがて一人でどこへでも乗りに行くようになった。電車に関する知識も豊富で，一目置かれていたものの，学年が上がるとあまりの熱意を揶揄されることもあった。しかし，興味を持ってくれたと，かえってそういう相手に近づく傾向があった。
>
> 普段は温厚だが，友達に対して突然にキレてしまい，相手を傷つけたと後悔することがあった。
>
> 高校3年生の後半になって急に進路を変更して，大学に進学。大学卒業後に就職したが，「やりたいことと違った」といって転職を繰り返している。
>
> 就職直後は張り切っていたが，職場で人間関係がうまくいかず，気分の落ち込みが強くなって，精神科を受診して双極II型障害の診断を受けて治療中。
>
> 発達障害に関するテレビ番組を見て，自分に当てはまる点が多いと考えて受診に至った。

　この方は，双極II型障害として治療中ですが，発達の経過を振り返って現病歴を聞き直すと，電車好きが著しく，しかも「あまりの熱意を揶揄されること」があっても気がつかないところがありました。興味の偏りや他者の意図（この場合は悪意）を認識できないというASDの特徴を持つと考えられます。同時に，「友達に対して突然キレてしまい，相手を傷つけたと後悔する」とか「転職を繰り返している」というように衝動性の高さも目立っていて，これらはADHDの特徴と思われます。「職場で人間関係がうまくいかず，気持ちの落ち込みが強くなる」のは，このような特徴を持つ方が失敗体験を繰り返すことへの反応の側面があるのではないのか，という観点からの検討も必要と思われます。

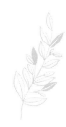

マイペースな子どもと言われたが，周りの空気を読みすぎる面もあった。用意した提出物を出し忘れるなどのうっかりも多く，周りに変に思われないかと気にすることもあった。女子間の付き合い上の気遣いをめんどくさいとも感じていた。

大学卒業後に就職した先は男性の多い職場で当初は緊張したが，意外と早くなじめた。途中から直属の上司が変わり，顧客への対応や書類の整理などについて指摘されることが重なり，出社が苦になることもあったが，結婚後も仕事を続けた。出産後に復職するつもりであったが，育児と仕事の両立に自信が持てずに専業主婦となった。

乳児期からずっと育てにくいと感じてきた長男が幼稚園に入園したら少しは楽になるかと思っていたのに，家事，育児，幼稚園関係の人付き合いなどで負担感が高まり，何か失敗をするのではないかまたは失敗をしたのではないかと気にするようになった。大きな問題がなくても何となく不安な気持ちが続いてじっとしていられず安眠もできなくなり，受診に至り，不安症との診断で薬物療法中である。

長男にどう対応してよいかを悩んで主治医に相談した。

　この方は，不安症として治療中ですが，発達を踏まえて現病歴を聞き直すと，「周りの空気を読みすぎる」とか「女子間の付き合い上の気遣いをめんどくさいと感じていた」というエピソードが認められ，他者の意図が直感的につかみにくいので，懸命にわかろうとしていたのではないかと思われます。また，「用意した提出物を出し忘れる」とか「書類の整理などについて指摘される」ということから，不注意で段取りをつけるのが苦手な点もあると想像できます。不安な気持ちには，このような方が失敗体験を繰り返したことへの反応という側面があるのではないかとも思われます。それから，長男の育てにくさを主治医に相談していることも特徴的です。この場合は成人の患者さんが子どもについて相談していますが，子どもの発達障害を案じて受診した親が発達障害または発達特性を有する可能性があり，それを考慮した対応が必要になることは珍しくありません。

Session 1　まとめ

● 発達障害の包括的な診断・評価を踏まえた心理教育は重要な治療・支援です。

● 成人になってから受診に至る発達障害は，多様な精神・行動症状を主訴としており，精神疾患との鑑別及び併存の検討は重要な課題です。発達障害の範囲内でもしばしば重複があり，しかも発達の経過中で目立つ症状が変遷します。

● 現病歴，発達歴 / 生活歴，現症の丁寧な把握は基本です。

文献

岡田俊（2018）　双極Ⅱ型障害と発達障害の併存　精神医学　60：735-739

金生由紀子（2019）　強迫症　小児内科　51：1937-1940

金生由紀子（2020）　チック・トゥレット症候群　児童青年精神医学とその近接領域　61：27-33

神尾陽子（2018）　自閉スペクトラム症　自閉症の発見（情緒的交流の自閉的等障害：Leo Kanner）　精神医学　60：1067-1073

厚生労働科学研究障害者対策総合研究事業（身体・知的等障害分野）「青年期・成人期の発達障害者に対する支援の現状把握と効果的なネットワーク支援についてのガイドライン作成に関する研究」（研究代表者：近藤直司）班（2011）　青年期・成人期の発達障害者へのネットワーク支援に関するガイドライン

小平雅基（2016）　情緒障害群―1（不安症群，強迫症および関連症群）　じほう　ADHDの診断・治療指針に関する研究会，齊藤万比古編集　注意欠如・多動症―ADHD―の診断・治療ガイドライン第4版158-163

齊藤万比古（2016）　ADHDの疾病構造　じほう　ADHDの診断・治療指針に関する研究会，齊藤万比古編集　注意欠如・多動症―ADHD―の診断・治療ガイドライン第4版　14-18

齊藤卓弥（2016）　情緒障害群―2（抑うつ障害群，双極性障害および関連障害）　じほう　ADHDの診断・治療指針に関する研究会，齊藤万比古編集　注意欠如・多動症―ADHD―の診断・治療ガイドライン第4版　163-168

澤原光彦，村上伸治，青木省三（2017）　成人の精神医学的諸問題の背景にある発達障害特性　心身医学　57：51-58

高宮静男（2011）　摂食障害と発達障害　心身医学　51：629-634

館農勝，齋藤利和（2013）　自閉症スペクトラム障害における性別違和関連症状について　児童青年精神医学とその近接領域　54：94-100

館農勝（2019）　ゲーム依存（ゲーム障害）の診断と症状　医学のあゆみ　271：583-586

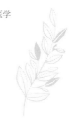

辻井農亜（2018）　定義と概念の変遷　最新医学　73：1311-1316

戸所綾子，金生由紀子（2013）　小児期から成人期への変遷　じほう　樋口輝彦，齊藤万比古監修　成人期
　　ADHD 診療ガイドブック　23-30

根來秀樹，大西貴子（2016）　自閉症スペクトラム症（ASD）との鑑別　じほう　ADHD の診断・治療指針に
　　関する研究会，齊藤万比古編集　注意欠如・多動症—ADHD—の診断・治療ガイドライン第 4 版　120-
　　125

原田謙（2014）　反抗挑戦性障害・素行障害　医学書院　齊藤万比古，小平雅基編集　臨床医のための小児
　　精神医療入門　40-44

本田秀夫（2013）　自閉症スペクトラムと統合失調症　金剛出版　子どもから大人への発達精神医学—自閉症
　　スペクトラム・ADHD・知的障害の基礎と実践—　37-43

松永寿人，向井馨一郎，山西恭輔（2019）　強迫症および関連症群　精神医学　61：261-269

宮岡等，小川陽子（2019）　大人の発達障害と精神疾患の鑑別と合併　心身医学　59：416-421

山下洋（2019）　発達障害と愛着障害　診断と治療　107：1379-1383

横山富士男（2019）　ASD（自閉症スペクトラム障害）と併存疾患　診断と治療　107：1335-1339

Rosen, T.E., Mazefsky, C.A., Vasa, R.A., Lerner, M.D.（2018）　Co-occurring psychiatric conditions in
　　autism spectrum disorder　Int Rev Psychiatry　30：40-61

渡部京太（2016）　その他の精神疾患との鑑別　じほう　ADHD の診断・治療指針に関する研究会，齊藤万
　　比古編集　注意欠如・多動症—ADHD—の診断・治療ガイドライン第 4 版　132-138

和田良久（2014）　摂食障害と発達障害　心身医学　54：922-927

発達歴の聴取について

ASD の特徴を持つ方を例に

東京大学医学部附属病院 こころの発達診療部 臨床心理士・公認心理師

濱田純子

　Session 2 では，発達障害の診断を行う上で必須となる発達歴の聴取について詳述します。発達障害の診断にあたっては，本人の訴えや現症の聴取だけでなく，発達歴のしっかりとした聴取が必須となります。なぜなら，たとえばひきこもりの青年を診察して，コミュニケーションの苦手さやこだわり行動がみられたとしても，それらが生まれながらのものなのか，途中屈曲点を持って現れてきたものなのかは，発達歴を聴取しないと正確に診断をつけることが難しいからです。したがって発達歴を丁寧に聴取することが，昨今問題となっている「発達障害バブル」に歯止めをかけるものとなるかもしれません。

　ところで，一口に発達歴の聴取と言っても，具体的に何をどのように聴取していけばよいのかということは，特に普段成人の患者さんを中心に関わっていらっしゃる方々にとっては理解しづらいものです。そこで，この Session では発達歴聴取のためのポイントや留意点などについて，ASD の特徴を持つ方の例を中心にお伝えします。また，後半には，Session 1 で紹介したケース 1 の症例を想定して，発達歴聴取の具体的なやりとりを収載していますので参考になさってください。

❷-1 発達歴聴取の前に

（1）ASD（Autism Spectrum Disorder）の診断基準 ┄┄┄┄┄┄┄┄┄┄

　具体的な発達歴聴取の内容に入る前に，再度，DSM-5 の ASD の診断基準について確認しておきたいと思います。下記に示すように（下位項目については，13 ページを参照下さい），ASD の診断が下されるためには，A 項目の「複数の状況で社会的コミュニケーションおよび対人的相互反応における持続的な欠陥（3 項目全部）がある」ことと，B 項目の「行動，興味，または活動の限定された反復的な様式（4 項目中 2 項目以上）がある」という要件を満たすことが必要とされ，加えて，それらの「症状は発達早期に存在していなければならない」という C 項目の発達歴を確認する必要があります。

**自閉スペクトラム症（Autism Spectrum Disorder：ASD）の
診断基準の概要（DSM-5）**

A．複数の状況で社会的コミュニケーションおよび対人的相互反応における
　　持続的な欠陥がある（3 項目全部）
B．行動，興味，または活動の限定された反復的な様式（4 項目中 2 項目以上）
C．症状は発達早期に存在していなければならない
D．その症状は，社会的，職業的，または他の重要な領域における現在の機
　　能に臨床的に意味のある障害を引き起こしている
E．これらの障害は，知的能力障害（知的発達症）または全般的発達遅延で
　　はうまく説明されない

　発達歴聴取の際，診断基準の A 項目は，定型発達で見られる社会的コミュニケーションや対人的相互反応が "なかったこと" "乏しかったこと" を確認するものであり，B 項目は，ASD 特有の行動が "あったこと" を確認するものです。──これは統合失調症を例に用いますと，A 項目は統合失調症の陰性症状，B 項目は陽性症状のようなものと捉えると分かりやすいかもしれません。B 項目の "あったこと" を確認するのは，親御さんが

「ああ，そのようなことならありました」と回答されたことを所見として拾っていけば良いので，判断しやすいと思われます。しかしＡ項目の"なかったこと""乏しかったこと"を確認するのはとても難しい作業です。したがってこの session では特に，Ａ項目の「社会的コミュニケーションおよび対人的相互反応における持続的な欠陥」の聴取について，より力点を置いて説明したいと思います。

（2）発達歴聴取の目的

ところで，なぜ ASD の診断において発達歴の聴取が必要となるのでしょうか？　発達歴聴取の目的は，ASD と他の精神疾患を鑑別することにあります。たとえばひきこもりの青年を診察していて，現在，コミュニケーションや対人関係の問題が前景に現れているとしても，それが生まれながらのものなのか，途中で屈曲点を持って出現してきたものなのかが分からなければ，正確に診断をつけることができません。正確な診断に基づいて処方される薬物や支援方法が異なりますので，ASD の診断を下す際に，発達歴の聴取はとても重要なのです。

もともと ASD の素因はあったけれども，親御さんや周囲の人たちもそれに気が付かず，環境にも恵まれて，成人になるまで大きな問題無く過ごしてきたという方もいらっしゃることでしょう。その方に ASD の診断を下す際には，発達歴を聴取して ASD の素因を明確にしておく必要があります。子どもの頃に全く問題なく同年齢の集団の中で活動できていたのか，周囲から少し変わった子だと思われながらもなんとか過ごしてきたのか……，つまり本人の訴える「子どもの頃から違和感や生きづらさを感じていた」ことが，客観的にも証明される可能性があるのかどうかを，丁寧に聴取していく必要があるのです。

東大病院こころの発達診療部の発達障害検査入院プログラムでは，発達歴の聴取にあたって，ADI-R（Autism Diagnostic Interview-Revised）という半構造化面接を実施しています。ADI-R の所要時間は約１時間半で，

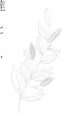

主に患者さんのお母様にご協力いただいています。遠方のためどうしても来院が難しい養育者の方には，電話でお話をお伺いする場合もあります。

（3）定型発達の発達の道筋を把握する

先ほどASDの診断基準のA項目で，定型発達で見られる社会的コミュニケーションや対人的相互反応が"なかったこと""乏しかったこと"を確認することは難しいと述べました。その"なかったこと""乏しかったこと"を確認する際に知っておいていただきたいことがあります。それは，"なかったこと""乏しかったこと"を，**一定の時間の枠組みの中で確認する**ということです。繰り返しになりますが，発達歴の聴取にあたっては，発達歴全体のなかで，単にその行動が出現したのか，しなかったのかを確認するのではなくて，**出現すべき時期に出現したのか，しなかったのかということを確認する**必要があるのです。

例を挙げますと，1歳半くらいの定型発達のお子さんは，「ママ」「パパ」「ワンワン」等の意味のある単語をいくつか表出しますが，この意味のある単語をいくつか表出することが，**その出現が望まれる時期（1歳半くらいまでの間）にあったことを確認する**必要があるのです。そのため発達歴の聴取にあたっては，定型発達の子どもの発達の道筋をしっかりと把握した上で，患者さんのお母様から聴取する発達歴と比較するという作業が，どうしても必要となります。小さいお子さんと接する機会の少ない方には少し大変かもしれませんが，定型発達のお子さんの発達のプロセスについて，まず知っていただかなくてはなりません。

皆さまの中には，職業柄，普段は発達障害のお子さんとばかり接している方も多いのではないかと思います。そうすると定型発達の子どもの発達がどういうものかという「軸」が歪みます。定型発達の発達の「軸」をしっかり把握することができてはじめて，発達障害を抱えるお子さんの発達の質の違いに気づくことができるので，定型発達のお子さんの発達の「軸」を意識してください。その「軸」をしっかりと形成するために，公園やショッ

ピングセンターのプレイコーナーなどで，2，3歳のお子さん同士がどういうやりとりをするのか，5歳の子の行動はどうだろうか……という具合に，子どもの遊びの場面を観察されることをお勧めします。

（4）発達歴聴取の方法

> 1．周産期・乳児期　（0歳〜1歳半）
> 2．幼児期早期　　　（1歳半〜3歳）
> 3．保育園・幼稚園期（3歳〜6歳）
> 4．小学生期
> 5．中学生・高校生期

　さて，実際の発達歴の聴取の方法に移りましょう。聴取のしかたは，これは特に決まりはありませんが，発達の時期に分けて，順を追って聴取するのがよいと思います。前に述べたように，「この時期にこのような行動が出現していた／いなかった」という所見が大事になりますので，それぞれの時期をイメージしやすいように，たとえば引っ越しや兄弟の誕生など，メルクマールとなるような出来事を親御さんから聞き出しておくことも重要です。「弟さんが生まれた3歳頃，○○でしたか？」「卒園のお遊戯会の頃は，○○でしたか？」等と質問をすることで，親御さんは特定の時期のお子さんの姿を思い出しやすくなります。

　成人の患者さんの親御さんに聴取する場合は，聴取の内容がかなり昔のことになるため記憶が薄れ，「問題は無かったと思います」とか「普通でした」という回答が多くなりがちです。そのため，その回答を鵜呑みにして，「問題は無かった」と捉えずに，さらに踏み込んで聴取していくテクニックが必要となります。たとえば「ごっこ遊びをするときは，どんな役が好

きでしたか？」「お母様が体調を崩されたとき，優しい言葉をかけてくれたり気遣ってくれたりしましたか？」と，具体例を挙げて聴いていくと良いでしょう。聴取のポイントは，ケース１の事例を用いて後ほど説明いたします。

　最後に，発達障害の疑いのあるお子さんの親御さんの中には，ご自身もその特性を持っている方が一定数いらっしゃるということを考慮に入れて聴取していただければと思います。

（5）聴取を補う資料

　成人の患者さんの子どもの頃を知るための資料として，母子手帳や，保育園・幼稚園のお便り帳，学校の通知表や卒業文集などの資料があれば，持参をお願いします。客観的資料として，特に，母子の健康状態や赤ちゃんの成長を記録する母子手帳はとても優れもので，記載内容から，当時のお子さんと親御さんとの愛着関係を推し量ることもできます。

　小学生期以降の学校での様子は，通知表からも客観的な情報を得られま

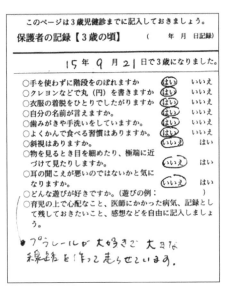

図2-1　母子手帳の記録（3歳の頃）

す。しかし，学校の先生方はお子さんについての記述を「やんわり」と書く傾向があるので，たとえば「だんだんお友達と遊べるようになってきました」と書いてあったら，今まではあまり遊べていなかったのだなとか，「協調性があります」というのは，自己主張しないタイプの子だったのかな，といった読み替えや，コメントの行間を読む必要があるかもしれません。

（6）発達歴聴取のためのツール

発達歴の聴取を行う際に，聴取すべき内容が網羅的に整理されていて聴取しやすいツールがありますので，2つご紹介します。どちらも親御さんに対して実施する半構造化面接で，所要時間が1時間半ほどかかってしまいますので，なかなか通常の診療で実施することは難しいかもしれませんが，発達歴聴取のポイントを掴んでいただくためにはとても有用です。機会がありましたら目を通されると良いでしょう。ツールの内容については，金子書房のホームページより抜粋しております。（① PARS-TR は https://www.kanekoshobo.co.jp/book/b358315.html. ② ADI-R は https://www.kanekoshobo.co.jp/book/b183697.html.）

① PARS-TR（親面接式自閉症スペクトラム症評定尺度　テキスト改訂版）

自閉スペクトラム症（ASD）の発達・行動症状について母親（母親から情報が得がたい場合は他の主養育者）に面接し，その存否と程度を評定する57項目からなる検査です。

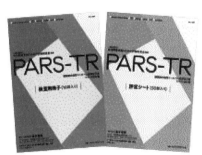

◆ PARS-TR 得点から，対象児者の適応困難の背景に自閉スペクトラム症の特性が存在している可能性を把握することができます。

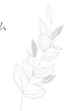

※ PARS-TR の判定結果は，医学的診断に代わるものではありません。
ASD の確定診断は，専門医によってなされる必要があります。

◆幼児期および現在の行動特徴を自閉スペクトラム症の発達・行動症状
と症状に影響する環境要因の観点から把握します。基本的な困難性に
加えて支援ニーズと支援の手がかりが把握できます。

② ADI-R（自閉症診断面接　改訂版）

自閉スペクトラム症の診断評価の
ための面接ツールです。

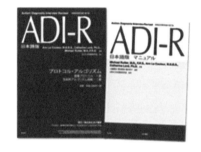

◆ADI-R は，DSM-Ⅳ お よ び
ICD-10 で診断的意義があると
される 3 つの機能領域に焦点
を当てて構成されています。
診断基準の 3 分野に対応した
「相互的対人関係の質的異常」，「意思伝達の質的異常」，「限定的・反
復的・常同的行動様式」に，「生後 36 か月までに顕在化した発達異常」
を加えた 4 領域についてスコアリングし，それぞれのカットオフ値
をもとに診断評価を行います。

※ ADI-R による判定は，臨床診断に代わるものではありません。臨
床診断は，包括的評価から得られたすべての情報に基づいて行う
必要があります。

◆質問は全 93 項目から成り，①対象者の背景情報，②行動の全体像を
捉える導入質問，③初期発達と重要な発達指標に関する情報，④言語・
その他のスキルの獲得と喪失，⑤ ASD に関する機能領域（「言語と
意思伝達機能」，「社会的発達と遊び」，「興味と行動」），⑥その他の臨
床的意義のある行動全般について尋ねます。

❷-2　子どもの発達過程を知る

　ここでは定型発達のお子さんの主に就学前までの発達過程をみていきます。定型発達の子どもの発達の道筋を把握し，それと比較することでASD を抱えるお子さんの特徴が浮かび上がってきますので，定型発達の子どもの行動を良く観察する必要があることは，先に述べました。定型発達のお子さんの発達の「軸」を把握するために学んでいきましょう。

　ところで ASD と一口に言っても，特性はスペクトラムですから，ひとり一人の発達の様子や表れてくる特性は，本当にさまざまです。一人遊びが上手で育てやすいお子さんがいれば，かんしゃくが強くて夜もなかなか眠ってくれないお子さんもいます。また，3 歳過ぎてもことばが全く出ないお子さんがいる一方で，ことばの習得がとても早くて 1 歳でペラペラ話していたというお子さんもいます。絶対ではありませんが，定型発達の発達過程にうまくのれないお子さんや，逆に，ある発達の段階を習得せずに，それを飛び越えて次の段階に進んでしまうようなお子さんは，どちらも発達に凸凹があり，何らかの発達障害を持っている可能性があるため注意が必要です。

　それでは“定型発達のお子さんの発達過程とズレが生じているかもしれないな……”というアンテナを立てながら親御さんのお話を聴取することができるように，これから定型発達のお子さんの発達過程をおさえていきます。ただし矛盾するようですが，“ASD の特徴を確認できたから即ASD である”と決めつけることは避けてください。ASD の評価・診断はあくまでも包括的・総合的に行う必要があります。

（1）運動の発達

　はじめに定型発達のお子さんの運動の発達についてお話します。5 歳までの運動発達の目安は，次のようになります。

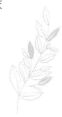

<table>
<tr><td rowspan="11">運動の発達</td><td colspan="2">0歳</td></tr>
<tr><td>3〜4か月</td><td>首がすわる</td></tr>
<tr><td>4〜6か月</td><td>寝返り</td></tr>
<tr><td>5〜8か月</td><td>お座り</td></tr>
<tr><td>8か月〜</td><td>ハイハイ</td></tr>
<tr><td>9か月〜</td><td>つかまり立ち</td></tr>
<tr><td>1歳</td><td>歩く</td></tr>
<tr><td>2歳</td><td>両足ジャンプ</td></tr>
<tr><td>3歳</td><td>ケンケン</td></tr>
<tr><td>4〜5歳</td><td>スキップ</td></tr>
</table>

　定型発達のお子さんは，1歳までの間に首が座って，寝返りをうてるようになって，お座り，ハイハイを経て，重力に逆らって立つようになります。この変化は驚異的です。ここで大事なことは，それぞれの運動ができるようになることが，次の運動の基盤となるということです。ですから，たとえば寝返りがうまくできない子は，運動発達の次の段階のお座りも独特なお座りになってしまう可能性があります。さらにはその後のハイハイや歩行にも，その影響が及ぶことになるでしょう。ハイハイはしなかったけれど歩けるようになったから全く問題なしということにはならないかもしれません。たとえば「いざる」と言って，ちゃんとした形でハイハイせずに座位のまま移動するお子さん（注：シャフリングベビー（shuffling baby）ともいいます）がいます。そのようなお子さんの特徴として，不器用さが挙げられることがあります。これはハイハイによって前腕を鍛えることをしなかったことと関係があるかもしれません。発達の凸凹があるということは，その時期に通過しなくてはならなかったルートを通過せずに別のルートを通過したために，脳の機能に何らかの歪みができて凸凹を生じたということなのかもしれません。

　ASD の診断基準の構成要素であるコミュニケーションの問題や対人的

相互反応，さらにはこだわりの問題は，通常1歳を過ぎてから気づかれるASDの特徴となります。しかし神経系の働きを映し出す鏡と言われる運動発達を注意深く観察すると，実は**1歳より前にASDの特性に気づくことが可能となります**。そうするとより早期（1歳以前）に介入を開始できるので，個人的には運動発達の問題をなるべく早く検出することがもっと注目されても良いのにな……と思っています。ご興味のある方は，『自閉症かな？と思ったとき―寝返り，ハイハイ，お座り，歩行からわかること―』（オスナット・テイテルバウム，フィリップ・テイテルバウム，2014）をご一読されると良いでしょう。

　また，ドイツやオーストリアで医療保険の適用となっているディベロップメンタル・プログラム（Devlopmental Program：参考サイト https://aceki.de/）では，赤ちゃんが「歩き始める前までに獲得する動きは身体的にも精神的にもその後の人生に大きく影響します」と唱え，体の動きの歪みに対して効果的なアプローチを紹介しています。どうぞ参考になさってください。

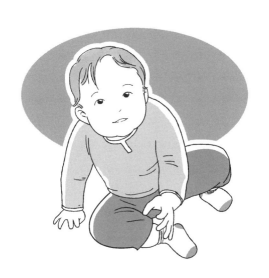

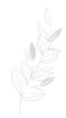

運動の発達が遅れると，身辺自立にも支障をきたします。うまく靴が履けない，一人でスプーンやフォークを使えない，トイレットトレーニングが進まないといった問題へと連なっていくのです。運動の問題は奥が深いですね。

　ところで ASD の特徴を持つお子さんは，運動の能力とともに，模倣する能力にも弱さがあります。「人に注目して模倣する力」は，人とのやりとりの力に繋がる大事な能力ですから，脳の可塑性がある発達早期に，この能力に働きかけることはとても重要です。いくら強調してもしすぎることはないでしょう。海外では，ASD の特徴を持つお子さんに対して，3歳までに ASD に特化した個別の早期療育を行うと，コミュニケーションの発達や情緒の安定，社会適応の向上をもたらすというエビデンスが蓄積されてきました（Dawson et al., 2015）。それに倣って，東大病院こころの発達診療部でもアーリースタートデンバーモデル（Early Start Denver Model：ESDM）というエビデンスのある個別の早期療育を行っています。

　ESDM では，（一方的な指導者ではなく）プレイメイトであるセラピストが子どもの注意を惹きつけ，「人と目を合わせるのは楽しい」，「人の真似をして人と関わるのは楽しい」ということを遊びの中で教えていきます。また ESDM は玩具を用いた遊びだけでなく，身体を使った遊びもとても重視します。ここで役立つのが，日本に伝統的に伝わるわらべうたです。わらべうたは，人に注目して模倣する力を伸ばす叡智の宝庫だと思います。わらべうたを含めた「人育ち唄」の映像が豊富に収められている『0歳児支援・保育革命 2』（永田，2019）は，子どもの自発性を引き出す大人の関わり方などを丁寧に解説した良書で，お薦めします。

（2）指さしの発達

　さて，次に ASD の診断基準にも表れてくる「ことばの発達」「対人的相互反応の発達」に進む前に，それらの土台となる「指さし」の発達過程についてみていきましょう。

Session ❷　発達歴の聴取について

1．要求の指さし（1 歳頃から）「あれちょうだい」

2．叙述の指さし（1 歳半頃までに）
　一緒に見て欲しい物を指さす
　「あっ，ワンワンだ！」
　関心を持った物を指さしながら相手を見る
　相手もそのものを見ているか確認
　　　　　↓
共同注視（joint attention）感情の共有

指さし

　このように，指さしにも発達段階があり，まず初めに，欲しい物を指さす「要求の指さし」が出現します。ジュースや好きなおもちゃを指さす「要求の指さし」は，ASD の特徴を持つお子さんでも，1 歳くらいでみられるようになります。最初は，人さし指で指すのではなく，手全体で指し示す「手指し」の形をとることが多いです。

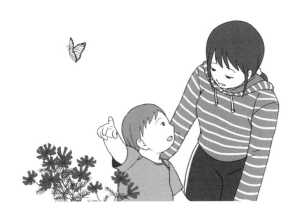

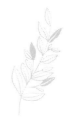

次の段階の「叙述の指さし」は，定型発達のお子さんでは1歳半頃までに出現します。「叙述の指さし」は，自分が驚いたときや嬉しいときに，それを呼び起こしたものを「ブーブー！」「ワンワン！」などと指さして，大人にも見てほしいという意思を伝えるための指さしです。「凄い物を見つけたよ！」という気持ちを大人と共有したいので，大人がその物を見ているかどうかを確認するために，子どもは物を見たあとで大人にも視線を向けます。この「物を見て，それを指さしながら，大人に視線を向ける」ことを定型発達のお子さんはいとも簡単に行うのですが，ASDの特徴を持つお子さんでは，「叙述の指さし」は，見られないことが多いです。

　ASDの特徴を持つお子さんの指さしでよく見られるものは，指は指すけれども大人を見ない指さしです。たとえば何か取ってほしい物があるとき，子どもが「要求の指さし」をしてもいつまでも後ろにいる大人が取って欲しい物を取らないでいると，定型発達のお子さんでしたら振り返って，「早く取って」という感じで大人を見ます。しかしASDの特徴を持つお子さんは，ただただ要求し続けるだけで，何も大人が反応しないでいるとあきらめたり，あるいは振り返ったかと思うと，大人の顔は見ずに大人の手を引っ張って物を取らせようとする（クレーン現象）……という具合になります。それから図鑑などで大人に乗り物や動物の名前を言ってもらいたくて，大人を見ないで一方的に図鑑の中の絵を指さすだけの指さしも，「叙述の指さし」ではありません。このあたりのことは日本語版M-CHAT（The Japanese version of the M-CHAT https://www.ncnp.go.jp/nimh/jidou/aboutus/aboutus.html のサイトからダウンロード可能）という乳幼児のASDのスクリーニングに使える質問紙でチェックできますので参考になさってください。日本語版M-CHATは，いくつかの自治体の1歳半健診にも導入されています。

　たかが指さし……ですが，指さしの聴き取りはとても重要です。特に「叙述の指さし」は，後に**「共同注視」**という感情の共有につながる行動へと移行していきますので，しっかりと聴取しましょう。この一緒に物を見る

という関係が，「**こころの理論**」(Theory of Mind)—すなわち他者のこころの動き（気持ち）を類推したり，他者は自分とは異なった信念を持っているということを理解したりする機能を獲得する基盤となります。他者がきちんと見ているかどうかを確認する行動は，他者も意図を持っているということの理解を示す重要な行動です。指さしの所見はなかなか聴き取るのが難しいことも多いのですが，ぜひ踏み込んで聴いてください。

（3）ことばの発達

　それでは，指さしについて理解できたところで，いよいよ診断基準の要件でもあることばの発達についてみていきましょう。

ことばの発達		
0歳		
	3〜4か月	母親の声を聞き分ける
	4〜6か月	声のする方を向く
	8〜12か月	「おいで」「ちょうだい」を理解
1歳		始語「ママ」「ワンワン」
2歳		二語文「ママ　だっこ」
3歳		意思伝達の要求が盛んになる
5歳		話し言葉が一応完成する

　ことばの始まりは，3〜4か月頃のクーイングに表れます。クーイングとは，赤ちゃんが大人の真似をして「う〜う〜，あ〜」と，泣き声や叫び声とは異なる母音の音声を出すことを言います。赤ちゃんはことばを覚える前に，大人の口元の動きによく注目して，大人の真似をします。ASDの特徴を持つお子さんは物には興味を示しますが，人に注目しにくいため，ことばの発達が遅れてしまうのかもしれません。

　その後も特に母親の声にはよく反応し8か月〜1歳頃には，母親の話していることばの理解が進みます。「お散歩行くよ」のことばで帽子を持ってきたり，「ご飯だよ」のことばで食卓に寄ってきたりします。8か月頃

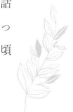

の赤ちゃんは，「ママママ……」，「パパパパ……」という音を発声するようになり，これは世界共通なのですが，「マンマ」とか「ママ」，「パパ」が初語になるお子さんが多いです。1歳前にこれらの単語が出始めます。1歳半健診では，ことばの発達について，指さしが出ているか，簡単な単語を5つぐらい話せているか，ということ等を確認されます。ことばの発達には個人差がありますので一概には言えませんが，1歳半の段階でまだ喃語レベルで，指さしをしなかったり意味のある単語が全く出ていなかったりするというのは，何らかの発達障害の可能性が考えられうる所見だと思いますので，他の行動所見についても詳しく聴取していく必要があるでしょう。

　また，発達障害を抱えるお子さんは発達に凸凹があるため，運動発達のところで述べたように，ことばについても，ある発達段階を飛ばして次の段階に進むことがあります。ですから，初語が「ママ」「マンマ」等ではなく，いきなり「トーマス」「そうぶしぇん（総武線）」あるいは数字が好きで「3」，英語が好きで「B」などと言う子がいます。初語の出た時期とともに初語の内容についても確認してください。

　さて，定型発達のお子さんでは，2歳までには「ママ，だっこ」といった二語文が出てくるのが一般的です。個人差がありますが，その後も驚異的にことばは伸びていき，3歳児では，ことばでの意思伝達の要求がさらに活発になります。そのためことばでうまく自分の意思を表現することができないASDの特徴を持つお子さんは，かんしゃくなど問題行動が目立ってくるかもしれません。ことばの発達を伸ばしてあげると問題行動が軽減することは，療育の場面ではよく経験することです。

　他に「ぼくは，いくつ？」と聞かれて，「ぼくは，いくつ？」と答えるような，いわゆるオウムがえし（即時性エコラリア）の時期が長く続くASDの特徴を持つお子さんも多いですね。あるいは，ことばを話していても，テレビ番組で覚えた台詞を延々と話し続けているだけ（遅延性エコラリア）という特徴を示すお子さんもいます。

話しことばは，5歳頃に一応完成すると言われています。ことばで話せるようになってもやりとりが苦手で，一方的に話し続けるお子さんや，受け身の表現がなかなか身に付かないお子さんもいますので，そのようなことも念頭に置きながら聴取されるのが良いと思います。

　先にも述べましたが，ことばの発達は個人差が非常に大きく，ことばの発達に全く遅れが認められないどころか，逆にことばにとても興味関心を示すASDの特徴を持ったお子さんも多くいます。先日も，最近は中国語や韓国語を街のあちこちで目にすることが多くなったので，誰も教えていないのに，中国語や韓国語を読んだり話したりできるようになったという5歳のお子さんがいて驚きました。目で見た情報から，独学で学ぶ力のあるお子さんでした。

　最後に，難しいことばを良く知っていてことばは達者であっても，発声に抑揚がなく一本調子であったり，「です，ます調」の敬語を頻繁に使いたがったり，やけに高音で話をしたり，あるいはいつまでたっても滑舌が悪く発音が不明瞭であるといった特徴を持つお子さんもいます。「ことばは早かったです」という親御さんの一言だけで「問題なし」としないで，話しことばの特徴についても忘れずに聴取しましょう。

（4）対人的相互反応の発達

　それでは最後にコミュニケーションの問題とともにASDの診断基準の項目となっている「対人的相互反応の発達」についてみていきましょう。

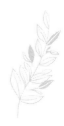

0歳	
3か月	あやし笑い
7か月	人見知り，後追い
	（養育者との愛着形成）
1歳	指さし，共同注視
	（1つのものを一緒に見る）
2歳	他児に興味を持つ
3歳	他児との情緒的な交流がみられる
4歳	特定の仲の良い友達ができる

　赤ちゃんは，人の顔に注目します。R.L. ファンツが行った実験によると，生まれたばかりの視力が未熟な赤ちゃんは，人の顔を好み，形では，丸いものを好むそうです（R.L.Fantz, 1963）。赤ちゃんたちが "あんぱんまん" に夢中になるのも頷けますね。

　定型発達の赤ちゃんは人の顔を見ることを好み，3か月であやすと笑うようになります。そして7か月になると養育者との愛着形成がしっかりとしてきて，いつも身近にいる大人との間では行動の予測が可能となります。しかし顔見知りの大人以外の人に対しては，そうした予測ができずに不安になるため，この時期「人見知り」や「後追い」が始まります。7か月頃に「人見知り」の時期があることは，対人的相互反応の発達にとってはとても大事なことなのです。時々とても誇らしげに，「人見知りは全くなくて，育てるのが楽でした」と語るお母様がいます。そのような場合には，「そうでしたか～」と，にこやかに応答しつつも，その後の対人的相互反応の発達について注意して聴いていきましょう。また，3歳近くになっても「人見知り」，「場所見知り」が激しすぎて，一歩お家の外に出ると泣いてばかりいるという不安がとても強いタイプのお子さんもいらっしゃいます。ASD の特徴を持つお子さんは，本当に多種多様です。

　1歳頃になると「指さし」や「共同注視」ができるようになります。「指

さし」や「共同注視」がことばの発達や対人的相互作用の発達の土台となるということは，「指さし」の発達のところで述べましたね。

　2歳頃には，公園や児童館など外の世界での活動が広がって，同年齢のお子さんと出会う機会も増えてきます。定型発達のお子さんは，他児に興味・関心を示し，他児のやっていることに注目したり，近づいていったりします。そして，子ども同士，傍にはいるけれど，バラバラに遊ぶ並行遊びの段階を経て，3歳頃には，情緒的交流がみられるようになります。集団生活に入って特定の仲の良い友達ができるのは4歳くらいと言われており，同年齢の子どもと，ままごと遊びなどを楽しむようになります。

　ここで，「象徴的・想像的な遊びの発達」について触れておきましょう。遊びにも発達の段階があって，その流れは，定型発達のお子さんを十分観察することを通して把握していただきたいと思います。

		象徴的、想像的な遊び
0歳	「いないいないばあ」	
1歳	見立て遊び	
	「積み木」を「電車」や「家」に	
	「砂」を容器に入れて「ご飯」に	
2歳	1人での単純な振り遊び	
3歳	ごっこ遊び	
	人形にご飯を食べさせる	
	ぬいぐるみの熊にミニカーを運転させる	
4歳	人との遊び	
	同年代の子どもと「ままごと」で役を	
	演じる	

　まず，単純な「いないいないばあ」遊びは4か月ごろから喜ぶようになります。7か月になると1回隠れた顔もまた出てくるということを期待して，その通りになるのを楽しむようになります。そのうち子どもの方が隠

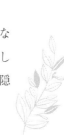

55

れて顔を出す，といった役割の交代もできるようになります。「いないないばあ」遊びは ASD の特徴を持つお子さんも好きな遊びです。

　1歳半ごろになると，目の前にその物がなくても心の中でその物をイメージしたり，またある物を別の物に置き換えたりすること──「見立て遊び」ができるようになります。たとえば「積み木」を「電車」や「家」に見立てたり，「砂」を容器に入れて「ご飯」に見立てたりして遊びます。一方で，この頃の ASD の特徴を持つお子さんは，「見立て遊び」を楽しめるような遊びの段階に達していないことが多いように思います。遊びのバリエーションが少なく，ボールを転がす遊びや，ポップアップトーイ・クルクルチャイムのような単純で因果関係のはっきりしている玩具に没頭する子どもが多い印象です。

　2歳頃には，定型発達のお子さんは，コップでお茶を飲んだり，お皿にミニチュアフードを入れて，大人に「どうぞ」と持ってきたりするような「振り遊び」を楽しむようになります。その後，人間相手だけではなく，人形に対してもお茶をあげたり寝かせたり，あたかも人形に対して命があるかのように扱って遊ぶ「ごっこ遊び」へと移行していくのが3歳頃です。4歳になると遊びはさらにダイナミックになり，イメージを膨らませながら，他児とストーリーを共有して，ままごと遊びを展開するまでの段階に至ります。

　ここでひとつ注意していただきたいことがあります。それは，親御さんに「ごっこ遊びをしていましたか？」と質問して，「はい，していました」という親御さんの返事だけで質問を終わりにしないで「ごっこ遊び」の内容まで，しっかり聴取していただきたいということです。「ごっこ遊びをしていました」＝「社会性の問題はなかった」とは言えないからです。「ままごと遊びをしていました」と言っても，よく聞いてみると，実は，「いつも赤ちゃん役でした」「犬役でした」，あるいは「お母さんの指示にいつも従うだけのお父さん役をやっていました」という例があります。また，「ヒーローごっこをしていました」と言っても，ただお友達の後ろにくっ

ついて走り回っていただけということもあります。これらは他児と柔軟に
ストーリーを展開させながら，そして役割交代しながら遊ぶ想像的な遊び
とは質が違うことを，分かっていただけると思います。

　さて，3歳頃になって集団の中に入ってはじめて「おやっ？」と，特性
に気づかれるお子さんがいます。他児とうまく遊べなかったり，遊びの質
が，他児と異なっていたりすることなどから，保育園や幼稚園の先生が
ASDの特性に気がついて親御さんにお伝えするケースもあるかもしれま
せん。

　遊びの中では他者とのやりとりの力だけでなく，集中力や手先の巧緻性
など，様々な能力がフル回転します。最近のお子さんはゲームが大好きで，
あまり身体を使った遊びをしないようですが，遊びは集中力，想像力，創
造力，バランス感覚，社会性などを育む宝庫ですので，子どもたちにはしっ
かりと発達段階に合った遊びを楽しんで，遊んで遊んで遊びつくして欲し
いものですね。

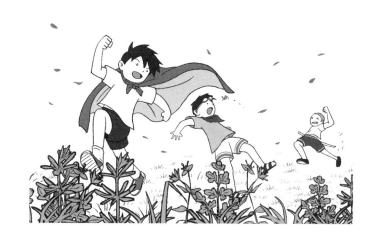

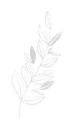

❷-3 発達歴聴取のポイント（ケース１に基づく聴取の実際）

　それではここから Session 1 で呈示されたケース１をもとに，ASD の特徴を持つ方たちを評価・診断する際に，実際にどのように発達歴を聴取していくのか説明したいと思います。

　まずケース１の概要を再掲いたします。

ケース１

　幼少期は，車博士と呼ばれた。図鑑が好き。運動は不得意で不器用。乱暴な子は苦手で，女の子に遊んでもらっていた。小学校高学年で同級生にからかわれたりお金を盗られたりしても本人はいじめと自覚しなかった。

　中高一貫の男子校に入学し，反抗期無く過ごした。

　大学は工学部に進み，ゼミでの人間関係に悩むようになった。指導教員の勧めで大学の保健センターでカウンセリングを受けることになった。

　大学卒業が近づいて就職活動に困難があり，親やカウンセラーの勧めで受診となった。本人も**大学卒業後の将来が心配**と感じている。

　ケース１のＡさんについて，もう少し詳しくお伝えしましょう。Ａさんは，幼少期は車博士と呼ばれるくらい車に興味・関心を持つお子さんで，受動的で女の子にリードしてもらうタイプのおとなしい子どもでした。幼少期は集団適応の問題は目立たなかったようです。幼稚園や保育園ではどうしても乱暴で他児に手を出したり，多動で落ち着きがない子が目立って，Ａさんのようなタイプの子どもは見過ごされてしまうようです。保育園の先生から，特別に行動面で指摘されることはなかったとお母様は仰っています。

　小学校では，Ａさんは，担任の先生の指示をきちんと守る優等生でした。休み時間は図書室で過ごすことが多く，読書家・物知りとして，クラスで

は一目置かれていました。運動は苦手で，休み時間のドッチボールがとても嫌だったとＡさんはコメントしています。高学年になって，同級生から，からかわれたりお金を盗られたりしたことが何度かあったようですが，担任の先生のフォローもあり学校生活をこなしました。

　その後中学受験をして，中高一貫の男子校に入学します。中学校では似たようなタイプの子が多く，中学・高校生時代は楽しかったとＡさんは振り返ります。部活はパソコンクラブに所属して，プログラミングの楽しさを知るようにもなりました。中学生・高校生時代は大きなトラブルは無かったようです。

　しかし大学生になって，たとえば講義のスケジュールを自由に組み立てるなど，自分で意思決定を行わなくてはならないことが増えてくるに伴って，Ａさんは徐々につまづきを感じ始めます。似たような2つの科目があった場合，どの科目を優先すればよいのか，優先順位をつけることができず困ったそうです。周囲はＳＮＳなどでやりとりをしているのに，Ａさんはその輪に入っていくことができませんでした。なんとか進級はしたものの，受け身でいられる授業とは違って生徒同士の距離が近くなるゼミの活動は，Ａさんにとって恐怖だったようです。先輩の中には，事あるごとに声をかけてくれる面倒見の良い人もいたようですが，その先輩がゼミ室に在室する日数が少なくなるにつれ，Ａさんはどんどん居心地が悪くなってゼミを欠席する日が続くようになりました。そして3年生になって，周りは自分で情報を集めて就職活動を進めるなか，一人取り残されてしまいます。Ａさんは教科書に書いてあるようなことをきちんと行うことはできるのですが，自分に必要な情報を探してそこにアクセスしていくことが難しく，一人で悩むことが多くなりました。そんな彼を見かねて，指導教官が大学の保健センターに行くよう指示を出したそうです。

　大学の保健センターのカウンセラーから「困っていることは？」と聞かれて，「就職活動のエントリーシートが書けない。他の人たちは自分の強みをスラスラ書くけれども，自分には強みが無いから書けない」と訴えま

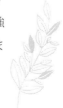

した。「みんな，エントリーシートを書くときには，少し話を盛ったりしているのですよ」というカウンセラーの言葉に，「そういうことは，僕は絶対にできない」と頑なに拒んだそうです。「自分には取り柄がないし，やりたいことも分からない。将来のことを考えると，不安になる。夜も眠れないときがあって寝不足が続くと，次の日は体がだるくて何もする気にならない。死ぬ勇気もなくて……このまま消えてしまいたい。自分は他の人と違ってダメ人間だ」というのが，彼の言い分でした。そうこうするうちに4年生になります。ゼミに後輩が入ってくると，さらにゼミの苦痛度が増して，欠席が続きました。希死念慮も認められたため，カウンセラーの勧めで病院受診に至り，そこではじめてお母様に発達歴の聴き取りをすることになったというわけです。

　それでは発達歴の聴取を，(1) 周産期・乳児期 (0歳～1歳半)，(2) 幼児期早期 (1歳半～3歳)，(3) 保育園・幼稚園期 (3歳～6歳)，(4) 小学生期，(5) 中学生・高校生期の順番で進めていきましょう。

(1) 周産期・乳児期 (0歳～1歳半) の聴取

> **周産期、乳児期の聴取のポイント**
> ・出生時にトラブルはなかったか（仮死の有無）？
> ・運動発達（定頸、独歩など）？
> ・乳幼児健診の項目は通過していたか？
> ・視線は合っていたか？
> ・名前を呼ぶと振り向いていたか？
> ・指さしがあったか？
> ・人見知り、後追い？
> ・初語の時期、内容？

　周産期・乳児期の聴取では，上に挙げるようなポイントを聴き取っていきます。はじめに出産時のトラブルについて丁寧に聴取しましょう。正期

産で出生したのか未熟児で生まれたのかによって，同じ生活月齢のお子さんでも発達は異なりますので注意してください。定頸やお座り，ハイハイ，始歩の時期など運動発達で心配なことはなかったか？　1歳半健診で指摘されることはなかったか？　などお聴きします。

〈発達歴聴取のポイント①時期の確定と導入〉

心理士：…母子手帳をご持参くださり，ありがとうございます。それでは，これからＡさんの発達について，いくつかお尋ねしたいと思います。かなり昔のことになりますので，時期を区切って，お話を伺いますね。出産されてから，1歳半くらいまでの時期，1歳半から3歳くらいまでの時期，3歳から小学校に上がるまでの時期，あとは，小学生，中学・高校生時代と言う具合いです。それぞれイメージがつきますでしょうか？1歳半くらいのＡさん，3歳くらいのＡさん……出来事と一緒に思い出すとイメージしやすいという方が多いです。

母　親：そうですね……，3歳のときに下の子が生まれたので，3歳の頃はイメージしやすいです。1歳半の頃は，引っ越しをして少し経ったときですね。歩くのが遅かったのですけど，1歳4か月のとき，引っ越しをして1週間後に歩き始めたことは，思い出せます。

心理士：ありがとうございます。では，順番にお聴きしていきますね。まず，Ａさんの妊娠中や出産に関して，何かトラブルはありましたか？

母　親：出産が予定日より少し遅れたくらいで，特にトラブルはありませんでした。

　お母様によると周産期の異常はなく，1歳半健診でも，特に指摘は受けなかったということでした。運動発達について聴いていくと，ハイハイをせずにいざっていたのと，歩き始めが1歳4か月で少し遅めだったということが分かりました。1歳過ぎには数歩歩けるようになっている赤ちゃんが多いですが，Ａさんは歩く気配が無かったので，お母様は心配されたそうです。ハイハイは，上腕をしっかり使う大事な運動なのですが，Ａさんはうまくハイハイができなくて，座ったままお尻で移動する赤ちゃん，シャフリングベビーだったのですね。シャフリングベビーは，全員が発達

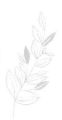

障害となる訳ではないですが，少し注意して，他の発達についても聴取する必要があるな……と，ここでアンテナを立てておきましょう。

　ASD の特徴を持つお子さんの中には，歩行が遅れるお子さんもいます。また，歩き方がぎこちなく，横歩きのような歩き方になったり，転びやすいという所見もよく目にします。運動発達については比較的記憶されている親御さんが多いので，しっかりと聴取したいものです。

　次に，ことばについては，初語が"あんぱんまん"で，1歳過ぎには出ていたようです。1歳半過ぎには単語がたくさん出ていたので，健診では特に何も指摘を受けなかったようです。ここで，初語の時期には問題がありませんが，初語の内容について「ママ」「パパ」等でなかったことには注目しておきましょう。

　それから名前を呼んで振り向くか？　視線が合うか？　ということも丁寧に聴きます。「名前を呼んでも振り向かなかったので，耳鼻科に通った」という経験を語ってくださるお母様や，「そう言えば何度言っても，バイバイのとき，相手の人の顔を見なかったので，よく「お顔見て！」と言っていました」と語られるお母様がいます。Aさんの場合には視線はよく合っていて，逆に凝視しすぎるところがあったとのことでした。視線が合えば良いというものではなくて，不自然なアイコンタクトも所見として取りますので注意してください。

　「指さし」については，この時期には，「要求の指さし」をしていたかどうかということを訊きます。「何か欲しいものがあるとき，指をさして要求をしていましたか？」と尋ねましょう。「欲しいものがあるときは，私の手をひっぱって冷蔵庫を開けさせたりしていました」と，クレーン現象についての所見が拾えることもあります。指さしの行動は，発達歴聴取において，とても大事なポイントになりますので，丁寧に聴取したいものです。ケース1，Aさんの指さしはどのようなものだったのでしょうか？指さし行動についての聴き取りの実際をみてみましょう。

〈発達歴聴取のポイント②指さし〉

心理士：では，お引っ越しをされた1歳4か月の頃，Aさんは指さしをして
　　　　いましたか？
母　親：指さしって？
心理士：「これ，欲しい」とか「ワンワン（見て）」というのを伝えようと，
　　　　人差し指で物を指し示す（ジェスチャーで示す）ようなことは，あ
　　　　りましたか？
母　親：はい，お茶とか欲しい物を指さしていたと思います。
心理士：欲しい物を指さしていらっしゃったんですね。
母　親：はい。
心理士：欲しい物を指さすときにずっと物の方を見ているか，お母様の方も
　　　　見て指さしするかというのは，どのような感じでしたか？
母　親：好きな車を見つけると，指さしてどんどん向かっていくような子で
　　　　した。そういえば，私の方を見てくれないなって感じたことがあり
　　　　ます。
心理士：わかりました。指さす物の方にずっと向かってしまって，あまりお
　　　　母様の方を向くという感じはなかったということですね。
母　親：はい。
心理士：わかりました，ありがとうございます。

　この聴き取りから，物には興味があって，要求の指さしはしていたけれ
ども，叙述の指さしはなかったということがわかりますね。Aさんは，欲
しい物があると指をさしていたけれども，周囲の人に対して，自分が興味
を持った物を教えるために指さしをすることはなかったようです。

　ASDの特徴を持つお子さんは，人に対して要求することが少ないです。
たとえば「型はめ」で遊ぶ場面を取り上げてみましょう。「型はめ」のと
きにちょっとした意地悪をして，型を入れる穴を隠すと，定型発達のお子
さんは「どうしてそんなことをするの？」という感じで，顔を上げて穴を
手でふさいでいる大人を見つめ訴えます。ところが，ASDの特徴を持つ
お子さんは，大人の手を除こうとして一生懸命頑張るだけで，大人に訴え
かけないことが多いです。彼らは，物には執着することが多いのですが，
人には興味・関心がなさそうに見えます。ですから，あまりに一人遊びが

63

上手で，大人に要求してこない子どもの場合には，発達を注意してみることが必要かもしれません。

「人見知り」，「後追い」についても聴取しましょう。先に述べた通り，お母様が「人見知りせずに誰にでも愛想がよかった」と誇らしげに語られる様子に惑わされずに，注意しながら聴取するのでしたね。

他にも ASD の特徴を持つお子さんは，「手に負えないくらいかんしゃくがひどかった」，「とても怖がりで不安が強かった」，「夜なかなか眠ってくれず苦労した」，「偏食がひどくて決まったものしか食べなくて困った」…というような問題行動を呈することも多いものです。赤ちゃんのときに，育てやすいお子さんだったのか，それとも育てにくいお子さんだったのか，大雑把な質問をしても良いかもしれません。問題行動については，当時の育児の大変さをねぎらう意識を持って聴取されるとよいでしょう。親御さんは，日々の生活を回していくだけでも相当なエネルギーを使われています。それに追い打ちをかけるように「ことばが遅い」「落ち着きがない」と社会の中で責められて，心理的にかなり追い詰められる状況に陥ってしまうことは，とても残念です。そういう意味でも ASD の特徴を持つお子さんに対する早期の支援は，親御さんたちのこころのケアとセットで行う必要があると思っています。

（2）幼児期早期（1歳半～3歳）の聴取

幼児期早期の聴取のポイント

・他児に関心があったか？ → 一緒に遊ぶか？
・見立て遊びをしていたか？
・母にアピールしたり共感を求めたりするか？
・ことばの発達（2歳で二語文）？
・特別興味のある物はあったか？
・常同的な遊び，感覚遊びがあったか？
・感覚過敏はあったか？

次は，1歳半〜3歳半の幼児期早期の聴取です。立って歩くようになった1歳半過ぎの子どもは，より能動的に活動しはじめます。母子で密着していた状態から，世界が広がり，様々な体験をするようになってくるのもこの時期です。2歳では「魔の反抗期；いやいや期」と言われるように自我が芽生え，自己主張が激しくなる時期を迎えます。この時期のASDの特徴を炙り出すような発達歴聴取のポイントとして，まずは，社会性と関係する「他児に関心があったかどうか」という項目からみていきましょう。定型発達のお子さんでは，通常1歳半くらいで，他児に関心を示して，他児をよく見て真似をしたり近づいて一緒に遊ぼうとする子が多いです。ところが，Aさんは不安が強い子どもでしたので，公園に他児がやってくると，すぐにお母さんの後ろに隠れたり，「帰る，帰る」と泣き叫んだりすることが多かったと，お母様は覚えていました。

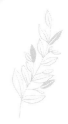

〈発達歴聴取のポイント③他児との関わり〉

心理士：Aさんは公園で遊んでいるときなどに知らない子が近づいてきたら，どういうふうな感じでしたか？

母　親：おもちゃとか取られ放題で，他の子が近づいてくると逃げちゃったり，引いてましたね。

心理士：引く感じですか。おもちゃを取られそうになったとき，「ダメ！」って言うなど，そういう主張はあんまりできなかったということですか？

母　親：そうですね，「自分のだからダメって言いなさい」って言っても，すぐ私のところに来て後ろに隠れたりしていました。

心理士：では，どちらかというと人が近づいてくると離れちゃう……。

母　親：そうですね。ただ，顔見知りとか慣れてる子は大丈夫なんですが，ちょっと乱暴な子が苦手だったので，そういう子が来るともう……。

心理士：なるほど，わかりました。

65

次に，模倣についての聴き取りをみていきましょう。赤ちゃんは，新生児模倣と言って生後2週間後くらいでも，目の前の人の口元などを見て同じように舌を出すといった口の形を真似する能力を備えて生まれてきます。この新生児模倣は2か月頃に消失してしまいますが，定型発達のお子さんですと，3〜4か月くらいから，人が手を動かすのを見て，かすかに自分の手を動かすことができます。1歳半を過ぎると，母親と一緒に，手遊びを楽しむなど，模倣の力がぐんと伸びてきます。一方ASDの特徴を持つお子さんの場合，そもそも人に注目しづらいという特性がありますので，模倣の力も弱いです。そのため，まず人に注目することを教えて，それから模倣をするということを，一つ一つ教えていく必要があります。面白いことに，ASDの特徴を持つお子さんは，人の真似はなかなかしないのですが，自分の真似をする大人には注目するお子さんが多いので，療育の場面では，逆模倣と言って，大人が子どもの動きを真似ることをよく行います。ことばも模倣で覚えていくので，模倣の力をつけることが，ことばを伸ばす近道だと思います。

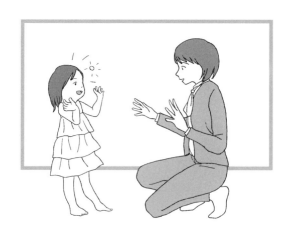

〈発達歴聴取のポイント④模倣〉

心理士：そうするとたとえば何か覚えるときは人の真似をしますけれども，
　　　　お母さんの方からＡさんに真似をさせるということは何かしまし
　　　　たか？
母　親：保健所に相談したときに，手遊びをしなさいと言われて…，でもな
　　　　かなか手遊びにのらなかったなと思いますね。
心理士：お母様が一緒にこういうふうにしましょうって見本を示しても，真
　　　　似するということはありませんでしたか？
母　親：そうですね，はい。児童館で小さい子向けの時間があったのですけ
　　　　ど，Ａはいつも私のひざに座って，先生や他の子たちが楽しそうに
　　　　手遊びしているのを見ているだけでした。私は，ちょっと肩身が狭
　　　　かったです。
心理士：それはお辛かったですね。

　さらに，この時期の行動でポイントになるのが，「見立て遊び」です。「見
立て遊び」は１歳半頃から始まると言われています。生まれてからわずか
１年半で，人間の赤ちゃんは，イメージする力を備え，ある物を別の物と
して見立てて遊ぶことができるようになります。この能力も，本当に凄い
ことですね。一方，ASD の特徴を持つお子さんは，イメージする力が弱
いので，予期しないことが起きるのをできるだけ避けたがります。そのた
め，「いつもの道を通りたい」，「いつも食べている物しか口に入れたくない」
とか，「いつも決まった手順で行いたい」といったこだわりが出てきます。
こだわりは，予期しないことが起きてしまうという不安に対する対処行動
と言えるかもしれません。こういったこだわりや，常同運動にも注目して，
発達歴を聴取していきます。

　特別に興味・関心を抱く対象を持つようになるのもこの頃です。Ａさん
は，車に興味があって，ミニカーを並べて遊ぶのがとても好きだったよう
です。全部のミニカーを並べ終えると，お母様に「すごいね」と言っても
らえるよう，アピールする行動もあったと伺いました。また，図鑑に出て
くる車を順番に言ってもらうことも大好きで，Ａさんが次から次へと指さ

す車を，お母様は順番に読み上げなくてはならないのが，とても大変だったようです。

　この時期，感覚遊びに夢中になるお子さんも多いですね。水遊びが大好きで，洗面所で水をジャージャー流して遊ぶ子どもや，ガーゼの触感が大好きで，常にガーゼのハンカチを手放せない子どもたちなどです。Ａさんは，誰もいない砂場に座り込んで，砂を上から下に落とす遊びが大好きでした。お父様が，「せっかく公園に来たのだから，砂場にずっと座っていないで，ボール遊びでもしよう！」と誘っても，Ａさんは，頑として砂場から動かなかったというエピソードをお母様が思い出して語ってくださいました。感覚については，視覚，聴覚，味覚，嗅覚，触覚の五感全てについて，敏感なもの，鈍感なものを聴取してください。Ａさんは，聴覚がとても敏感でした。大きな音や男の人の低い声が苦手で，そういう音を聞くと，耳を塞いでいました。今でも悩まされることがある聴覚過敏は，幼少期からのものだったようです。このようにみていくと，Ａさん，なかなかしっかりASDの特徴を兼ね備えていることが分かりますね。

　ことばの面では，Ａさんは２歳頃には順調に二語文を話せていて，ちょっと発音は不明瞭なところはあったけれど，心配なことはなかったとのことでした。ことばの発達は，個人差がとても大きいので，注意深く聴取していきます。そして，ことばだけでなく，ジェスチャーやアイコンタクトを伴ってのやりとりなど，非言語の要素にも注目して，人とのコミュニケーションの能力をみていくと良いでしょう。

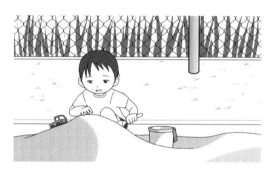

（3）保育園・幼稚園期（3歳～6歳）の聴取

- ・他児との関わりは？　一緒に遊んでいたか？
- ・先生の指示やルールを理解していたか？
- ・運動会，お遊戯会などに参加できていたか？
- ・ごっこ遊びをしていたか？
- ・感覚過敏はあったか？
- ・こだわり行動はあったか？

　3歳を過ぎて集団生活に入るお子さんも多いと思います。特に初めての
お子さんの場合，お家の中ではできることも増えて成長したなと思ってい
たら，集団生活の中に入って，他のお子さんと比べてみてはじめて発達の
特性に気づかれる親御さんも多いです。

　Aさんは女の子にお世話してもらうことが多いおとなしい子どもで，保
育園の先生からは，特別に注意されるようなことはなかったそうです。聴
き取りは「他児との関わり」を中心に行っていきます。保育園や幼稚園で，
お友達と遊べていたか？　一人遊びが中心だったのか？　を，まず同定し
ましょう。Aさんは，保育園の3歳児クラスのときには，一人で砂場で遊
ぶことが好きだったようです。泥の感覚が好きで，バケツで砂場にお水を
運んで，泥んこ遊びをよく楽しんでいました。4，5歳になってくると，
他児と追いかけっこをしたり，おままごとなどに加わって遊んでいたと，
お母様は回答されました。これで，「ごっこ遊びをしていた」と，簡単に
所見として取らないでください。ごっこ遊びについては，しっかりとその
内容まで踏み込んだ聴取が必要でしたね。他児と柔軟にストーリーを展開
させながら遊べていたのか？　役割交代しながらダイナミックに遊べてい
たのか？　丁寧に聴いていきましょう。「仮面ライダーごっこをしていま
した」といっても，他児の後ろにくっついて走っていただけとか，「おま
まごとではもいつも赤ちゃん役でした」と，役割交代できていなかったり，

69

同じパターンでないと遊べない，人にリードしてもらえないと遊べないといった例は，ごっこ遊びをしていたことにはなりません。実際の遊びの中身までしっかりと聴き取って確認することがとても重要です。

〈発達歴聴取のポイント⑤ごっこ遊び〉

心理士：次に，お友達との遊びのことをお聴きしたいのですけれども，友達と一緒に遊ぶとき，想像的な遊びとか，ごっこ遊びを4歳から5歳くらいのときにしていらっしゃいましたか？

母　親：していたと思います。

心理士：どのような遊びをされていましたか？

母　親：大型積み木がたくさんある保育園で，おままごとをしていたと思います。……家をつくって。

心理士：おままごとは誰と一緒にやっていましたか？

母　親：女の子とやっていました。女の子と遊ぶことが多くて。男の子とは……，乱暴な子が苦手で，あまり遊びませんでした。

心理士：なるほど，けっこう静かな子と遊ぶことが多かったのですね？

母　親：はい。女の子にお世話してもらっていたと思います。

心理士：そうですか。おままごとしているときAさんは「自分はこういう役をやりたい」「こういう役だからこうするのがいい」とか，自分で役作りをする感じでしたか？

母　親：そうですね……，役はだいたい赤ちゃん役だったと思います。お父さん役もやっていたと思うのですけれども，「お父さんごみ捨てて」って言われて，ただ捨てに行くだけのような感じで，女の子に指示されて動くタイプでした。

心理士：では，自分からいろいろ会話を発信したり働きかけるという感じではなかったのですね？

母　親：そうですね。

　ごっこ遊びはとても複雑な要素から成り立っています。まず，ごっこ遊びには，いろいろな物を見立てる力が必要です。それからストーリーの中で，相手のセリフを受けて自分が言うことを考え，それらを次々と即興的に展開させていく力……それもワンパターンではなくて様々なバリエーションでダイナミックに展開させていく力が要求されます。お子さんたち

には，こういう社会的な遊びにたっぷりと時間を費やしていただきたいなと思います。人との社会的な遊びからは，一人で行うゲームでは得られない充実感を得ることができますので，小さいお子さんたちには，外に出てごっこ遊びをたくさんしていただきたいですね。

　聴取の際，お誕生会やお遊戯会など，特定の行事の場面を思い出していただき，回答してもらうのも記憶を呼び起こしていただくのに有効です。Aさんのお母様は，Aさんが，お遊戯会で，他児の動きを見てから動くので，動きがワンテンポずれて可笑しかったということをはっきりと覚えていました。Aさんは，他児がしゃがんでいるとき立っていて，他児が立ち上がっているときしゃがんでいたようです。運動会では，かけっこのとき，ピストルの音が嫌で，耳をずっと塞いでいたそうです。引き続き，この時期に現れた感覚過敏の問題や，興味の限局についても聴取をすすめましょう。

〈発達歴聴取のポイント⑥興味の限局〉

母　　親：……家の端から端まで車を並べて，廊下にも車の行列を作って遊んでいました。
心理士：なるほど，車を並べるということがかなり好きだったのですね。
母　　親：はい。寝っ転がって「車の行列」「渋滞」とか言って，ずっと並べていて。あと，年長さんのときには，新聞に入ってくる車のチラシを切るのが好きで，それをハサミでたくさん切って貼って，車のカタログを作っていました。本屋さんに行っても子ども向けの絵本ではなくて，大人向けの「国産車カタログ」をおじいちゃんおばあちゃんに買ってもらっていましたね。
心理士：絵本より図鑑のようなものが好きだったのですね。
母　　親：そうですね。

　Aさんの車への興味は，どんどん深まっていったようです。4，5歳のときに，大人向けの車の雑誌を読んでいたとか……まさに，車博士ですね。ASDの特徴を持つお子さんは，ひとつのものに興味を掘り下げていく能力が高くて，これは強みだなと思います。

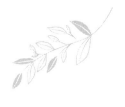

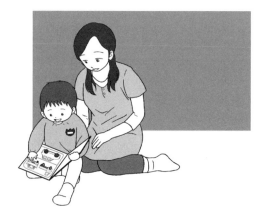

（4）小学生期の聴取

小学生期の聴取のポイント

- ・集団行動，友だちとの関わり方は？
  - 休み時間，放課後，夏休みは？
  - ※　1対1／構造化された集団／仲間関係
- ・いじめは？登校渋りはなかったか？
- ・学業成績は？（科目ごとのばらつき）
- ・作文，感想文は苦手ではなかったか？
- ・運動は苦手ではなかったか？
- ・感覚の敏感さは？
- ・表情は？
- ・多動（離席など），多弁はあったか？
- ・忘れ物，失くし物は多かったか？

　ASD の診断の際に必須となるのは，"早期の" 発達歴であるため，小学生期以降の発達歴については簡単にみておく程度にとどめたいと思います。小学生期の聴取のポイントを上に示しています。「対人関係」「運動スキル」「感覚」「表情」といったところの聴取が大切なポイントとなります。

　小学生期の一般的な特徴として，対人関係のトラブルが起きやすいことが挙げられます。ASD の特徴を持つお子さんは，他者の気持ちを察する

ことが苦手なため，悪気があるわけではないのですが，無神経，わがまま
と思われるような振る舞いをしてしまうことがあります。また，こだわり
や切り替えの苦手さを持っているお子さんも多いので，日課やルールが変
わると混乱したり，ルールを守っていない他児のことが気になって仕方な
いというお子さんもいます。さて，Aさんの小学生期の様子です。Aさん
はどこか飄々としたところがあり，休み時間は，図書室で好きな本を読ん
で過ごすことを楽しみに，学校に通っていたようです。男の子のガチャガ
チャした遊びには全く興味がなく，図書室では歴史の本を好んで読んでい
ました。からかわれてお金を盗られたとき，自分の気持ちや体の感覚に気
づきにくいこともあって，Aさん自身は，いじめを受けたという自覚はな
かったと言います。いじめがエスカレートする前に，担任の先生やお母様
が気がついて，すぐに対処してもらえたので，大きな不適応なく小学校時
代を過ごせました。ただ，なんとなく人は怖いなという不信感をそのとき
はじめて感じたそうです。そして，大学生活で同級生とうまく関係が結べ
ない感覚の大元に，小学生のときのいじめられた体験があるような気がす
るとAさんは語ります。

　Aさんは，運動がとても苦手でした。ASDの特徴を持つお子さんは，
運動が苦手なことが多いです。特に縄跳びなどの協調運動が苦手なようで
す。では，運動スキルについての聴取の場面をみてみましょう。

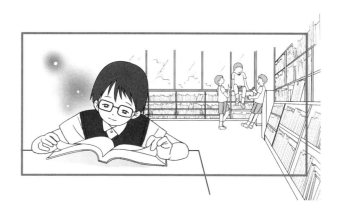

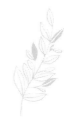

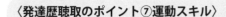

〈発達歴聴取のポイント⑦運動スキル〉

母　親：本当にお遊戯とかが苦手で，先生が後ろで動かしているという感じ
　　　　でしたね。
心理士：なるほど，運動が苦手というのは小さい頃からありましたか？
母　親：はい。逆上がりもなかなかできなくて，学校で一番できなかったで
　　　　すね。縄跳びとか球技もダメでしたね。
心理士：手先が不器用な感じはいかがですか？
母　親：細かい物をハサミで切ったりするのは好きだったので，手先が不器
　　　　用と意識したことはなかったですが，小さい頃は，お箸をうまく持
　　　　てなかったり，ボタンをはめるのが苦手だったりしました。

　続いて感覚について聴いてみましょう。感覚については，視覚，聴覚，
味覚，嗅覚，触覚の五感全てについて，敏感なもの，鈍感なものを聴取す
るのでしたね。

〈発達歴聴取のポイント⑧感覚〉

心理士：感覚の過敏さが少しあるかなと思うのですが，お母様から見て，A
　　　　さんの感覚の過敏さとか，逆に鈍感だなと感じることはありました
　　　　か？
母　親：基本的に鈍感なのですけれども……，寒いときでも，言われないと
　　　　上着を着ないとか。でも，音だけは嫌な音がするとすぐに耳を塞い
　　　　でいました。テレビで怖い場面の音がしたときなどに。
心理士：どんな音が気になるようでしたか？
母　親：大きい音とか，男の人の低い声とか，それから小さい子どもの声も
　　　　あんまり好きではなかったですね。

　ASDの特徴を持つお子さんには，聴覚過敏の方が多いですね。学校場
面で，体育館などの反響する場所が苦手だったり，普通の教室でも他の子
の椅子の音が気になって，授業に集中できないというお子さんの訴えをよ
く聞きます。中には本当に繊細で，音楽の時間の音程が外れた縦笛の音が

嫌いで嫌いでたまらないというお子さんもいました。慣れれば大丈夫と，その音を聴かせ続ける先生もいましたが，その方法は逆効果です。たとえば，黒板のチョークが引っ掛かる音など，何回も繰り返し聞けば大丈夫になるというものではありませんよね。音楽の時間の音程が外れた縦笛の音が嫌いなお子さんに，無理やりその音を聴かせ続けてしまうと，かえって音楽の時間自体が嫌いになってしまいます。聴覚過敏は，生理的なものですので，イヤーマフ等で，騒音をシャットアウトしてあげるといった工夫が必要かもしれません。

　次にAさんは，表情が乏しいという特徴がありました。場面や文脈に適した表情をどの程度見せていたのか聴いていきます。

〈発達歴聴取のポイント⑨表情〉

心理士：それでは今度は表情についてお聴きしたいと思います。たとえばお葬式のときはシュンとしないといけないとか，場面によって表情の使い分けがあると思うのですが，小さい頃からご覧になってそのあたりいかがですか？

母　親：小さい頃もそうなのですが，ずっとニコニコしていて……，私から見ていて意地悪されているなというときに，もっと怒ってもいいのにと思っても，ニコニコしている子なのです。

心理士：そうすると意地悪されていてもニコニコしていて，表情にあまり変化がないということですか？

母　親：そうなのです。よく人から怒ったところを見たことがないと言われていました。基本的にケンカは嫌なようで。

心理士：そうするとお母様が表情を観察しても，何があったか気がつきにくいですよね？

母　親：そうですね，今回もこんなふうに落ち込んでいるというのに気がつかなくて……。

　お母様は少し表情を曇らせて，大学生活で適応できなかったときも，Aさんが家で困っている素振りを全く見せず，表情や行動も変わった様子がなかったので気づいてやれなかったと語られました。

75

（5）中学生・高校生期の聴取

中学生・高校生期の聴取のポイント

- 集団行動，友だちとの関わりは？
- 部活動は？
- いじめは？登校渋りはなかったか？
- 学業成績は？（科目ごとのばらつき）
- 感覚の敏感さは？
- 自尊感情は？
- 反抗期は？
- 生活習慣の乱れは？
- 趣味やこだわりは？
- 注意，衝動のコントロールは？
- 自傷・他害行動は？

　最後に中学生・高校生の時期についての聴取です。この時期の発達歴聴取のポイントを上に示しました。この時期は，精神症状や二次障害の問題が深刻化してくる時期でもあります。思春期に入ると体と心のバランスが崩れ，ホルモンの状態も変化します。思春期は，イライラが高まったり，そうかと思うと他者と自分を比較して自信を喪失して落ち込み自暴自棄になってしまうといったまさに疾風怒濤の時期です。さらに，友人関係や異性関係の問題，学業の問題など様々な要因が絡み合い心理的なストレスに晒されやすい時期でもあります。ASD の特徴を持つお子さんたちには，なんとかこの時期をうまくやり過ごす術を身に付けていただきたいと願います。この時期の発達歴の聴取は，親御さんというよりも本人に直接尋ねてもよいでしょう。本人がなかなか答えてくれない場合でも，「文字で書いてください」とお願いすると，文章で書いてもらえることがありますので試してみてください。

　小学生期に引き続いて，集団行動や友達との関わりについて丁寧に聴取していきます。Aさんは，中学生・高校生期は，パソコンクラブの活動で，趣味の合う先輩から可愛がられ，安定した学校生活を送ることができてい

たようです。発達歴を聴取することによって，適応の良い時期，悪い時期を把握して，どのような環境だと本人の居心地が良いのか，どのような環境は避けた方が良いのか，ある程度予測することも可能です。Aさんの場合には，保護的でしっかりと具体的な指示が与えられ，見通しが持てる環境で，パフォーマンスが上がるということが予測されますね。

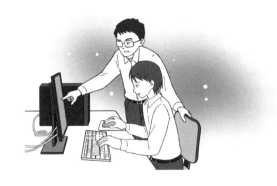

（6）エンディング

　最後に，発達歴聴取の終わらせ方について触れておきましょう。基本は，ここまで聴取してきた中で，お子さんの強みと感じられることを意識しながら伝え直して終了します。親御さんの中には，発達歴を振り返ることで，自分の育て方に問題があったのではないか，本人の困り感にちゃんと気づいて対処してやれなかったのが申し訳ない等と自責の念を感じられる方もいらっしゃいます。そこで，そのような気分を払拭するために，面接の最後は，お子さんの強みのお話や，親御さんが感じていらっしゃるお子さんの肯定的な面を意識して伝え直して，気持ちよく終了へと導いていくことが望まれます。

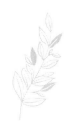

〈発達歴聴取のポイント⑩エンディング〉

心理士：車の図鑑の話をされていらっしゃいましたけど，Aさんは覚えることが小さい頃から得意だったのですか？

母　親：あ〜，好きな物に関してですね，車とかだけですけど。

心理士：好きな物に関してでも，それだけ大人がびっくりするくらい覚えられるっていうのは，すごい才能ですね。お母様から見て，覚えること以外にも，これは得意だなって言うことはありましたか？

母　親：器用ではないのですけれど……，バネの仕組みとか，ねじ回しを使っていろいろ分解したり組み立てたりするのも好きで，何かしら作っていましたね。

心理士：ねじ回しとか工具系のものが好きで，小さい頃からそういうものに興味を持っているなんてすごいですね。

母　親：よく壊していましたけどね，時計とか。仕組みを知るのが好きで，車のエンジンとか，そういうのが好きみたいで，興味を持っていました。

心理士：なるほど。では，小さい頃から，そういう知的好奇心がすごく高かった感じですね。

　先ほど表情の聴取のところでは，Aさんの困難に気づいてやれなかった……と，ご自身を責められるような発言をされていたお母様でしたが，エンディング時にはAさんの強みやユニークな面を再確認されて笑みを浮かべていらっしゃいました。

　以上，発達歴の聴取についてケースに基づいて概説いたしました。聴取と言っても，一問一答的に一方的に質問攻めにするのではなく，養育者の方と一緒に過去を振り返って探索していく雰囲気が大事です。語られた発言に興味を持って傾聴する姿勢，語っていただけることに感謝する姿勢が自然と伝わる面接を心がけてください。

Session 2　まとめ

1. 発達障害の診断にあたっては，本人の訴えや現症の聴取だけでなく，発達歴の丁寧な聴取が必須となる。

2. 発達歴を聴取する前に，定型発達の子どもの発達の道筋をしっかりと把握しておくことが大切である。発達障害を抱えるお子さんの発達の歪みや質的な違和感は，定型発達の子どもたちの発達のプロセスとの比較によって同定される。

3. 発達歴の聴取にあたっては，発達歴全体のなかで，単にその行動が出現したのか，しなかったのかを確認するのではなくて，出現すべき時期に出現したのか，しなかったのかということを確認する必要がある。

4. 「ことばの発達」と「対人的相互反応の発達」の領域に加えて「運動」や「指さし」「模倣」「象徴的・想像的遊び」の発達についての聴取を，表面的ではなく中身を深く掘り下げて聴取することが肝要である。

5. 面接の最後は，養育者が感じている本人の強みや肯定的な面を意識して伝え直し，気持ちよく終了へと導いていくことが望まれる。

文献

青木省三（2015）大人の発達障害を診るということ：診断や対応に迷う症例から考える　医学書院

Annette Estes, Jeffrey Munson, Sally J. Rogers, Jessica Greenson, Jamie Winter, and Geraldine Dawson（2015）Long-Term Outcomes of Early Intervention in 6-Year-Old Children With Autism Spectrum Disorder J Am Acad Child Adolesc Psychiatry 54 (7) 580-587

稲田尚子，神尾陽子，市川宏伸，内山登紀夫編者（2012）早期スクリーニングの実際　発達障害−早めの気づきとその対応　中央医学社　7-23

ウタ・フリス，神尾陽子監訳（2012）ウタ・フリスの自閉症入門　中央法規　18-26

オスナット・テイテルバウム，フィリップ・テイテルバウム，坪倉ひふみ監訳（2014）「自閉症かな？と思ったとき—寝返り，ハイハイ，お座り，歩行からわかること」診断と治療社

カタルツィナ・ハヴァースカ，アミ・クリン，フレッド・R・フォークマー編　竹内謙彰，荒木穂積監訳（2010）乳幼児期の自閉症スペクトラム障害　診断・アセスメント・療育　クリエイツかもがわ

金生由紀子、渡辺慶一郎，土橋圭子（2016）新版　自閉スペクトラム症の医療・療育・教育　金芳堂

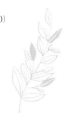

サリー・J・ロジャーズ＆ジェラルディン・ドーゾン著、服巻智子監訳（2018）　Early Syart Demver Model for Young Children with Autism ASD ヴィレッジ出版

Geraldine Dawson, Sally Rogers, Jeffrey Munson, Milani Smith, Jamie Winter, Jessica Greenson, Amy Donaldson and Jennifer Varley（2009）　Randomized, Controlled Trial of an Intervention for Toddlers With Autism：The Early Start Denver Model Pediatrics 2010 Jan：125（1）：17-23.

ジャックヴォークレール，明和政子監訳（2012）乳幼児の発達－運動・知覚・認知　新曜社

洲鎌盛一（2013）乳幼児発達障害診療マニュアル―健診の診かた・発達の促し方　医学書院

スルーン・ソールニア，パメラ・ヴェントーラ，黒田美保・辻井正次監訳（2014）自閉症スペクトラム障害の診断・評価必携マニュアル　東京書籍

永田陽子（2017）0歳児支援・保育革命1　ななみ書房

永田陽子（2019）0歳児支援・保育革命2　ななみ書房

Happe, F.G., & Frith.U.（1995）Theory of mind in autism. In E.Schopler & G.B.Mesibov（Eds）Learning and cognition in autism Plenum Press

林安紀子，橋本創一監修（2011）　乳幼児の心理発達・その不思議　㈱アローン

藤吉晴美，鎌田容子（2019）赤ちゃん動作テストによる自閉スペクトラム症のスクリーニング　心理臨床学研究 37（2）178-183

本田秀夫（2014）　発達障害の早期支援　精神療法　40（2）　299-307

R. L. Fantz.（1963）Pattern vision in newborn infants　Science　296-297

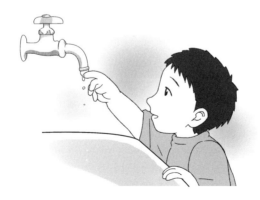

成人の発達障害の包括的評価

心理検査バッテリーから分かる成人 ASD の特徴について

東京大学医学部附属病院 こころの発達診療部　臨床心理士・公認心理師

江口　聡

　発達障害の支援の基本的な点として，他の精神疾患と同様に，当事者の特徴を知ることは重要なことだと思います。特に発達障害と診断された人々は，ある程度その考え方や，記憶・注意，処理といった認知機能の面において一定の特徴がみられる人が多いかと思います。それらの特徴・特性を理解することが当事者の方の今の状態を知り，今後の支援や生活での本人の工夫を考えていく上で，非常に重要です。

　Session 1 と Session 2 でも触れましたとおり，発達障害には苦手なところ，特性がある一方，すごくいい特徴，長所となる点も持っています。そのため，それらの点をどのように生かしていけるかを支援においては考えなければなりません。また，発達障害は一面的なものではなく，多面的に評価されることで明確になる側面があります。多面的に捉えることで本人の様々な強みが見えることも多いです。そのため，ある一面を捉えるのではない，多面的かつ包括的な評価，つまり色々な視点から見ていくことが，大切であると考えます。その多面的な評価をし特徴・特性を明らかにするためにあるのが，様々な心理検査です。

　この Session では，東大病院の発達障害検査入院プログラムで，心理検査バッテリーを用いてどのように発達障害の特徴・特性を明らかにしているのか，またそれを踏まえたご本人へのフィードバックの実際を説明し，支援のための包括的評価の有効性をお伝えしたいと思います。

❸-1 心理検査による成人の発達障害への評価と支援の必要性

（1）発達障害支援における心理検査の臨床的な意義とは

　具体的にはそれぞれ後ほど説明しますが，評価と支援に対しての考え方としては次の3つの点が重要と考えています。

> ① それぞれのペースで発達することを意識する
> ② 特性を理解して尊重して，得意を生かす（長所と短所を理解する）
> ③ 特性を無理に治そうとしない

　①「それぞれのペースで発達することを意識する」についてですが，発達障害の成長という点では，通常よりも早い点もあれば，周りと比べると遅いと感じる点もあると思います。ただ，間違いなく本人たちは成長をしています。そのため，「普通はこうである」というように誰かと比較することではなく，**本人たちのペースで発達すること，そして本人たちの特性を理解したうえで，関わっていくことが重要**であると考えます。それについては，「②得意を生かす」ということが大いに影響してくると思います。

　②の「特性を理解して尊重して，得意を生かす」とは，本人が持つ特性について，それを理解するだけではなく，まず尊重することが大切だと考えます。尊重することで，その特性の良さや生かし方をより考えやすくなると同時に，本人との関係性も良好になることがあります。また，それは特性からの失敗やスティグマ（偏見）で低下した自尊心の回復にも影響すると考えます。

　③の「特性を無理に治そうとしない」はジレンマにもなるところです。「治してほしい」と思う人に対して，無理に特性を治さないことについて伝え

ることがあるからです。発達障害は，備わっている性質という意味の「特性」という言葉が使われるように，それを治す，なくすということは難しいと言われています。そのため，治すことよりも「長所を生かす」「補う」ということをお伝えします。これについては，治すことでなくとも生活が少しでも楽にできるというメッセージを伝える意味も含んでいます。具体的には，現在本人たちが困っていることを聞き，それについての生かす・補う工夫を話し合うと良いと思います。例えば，「無理な設定」を少なくしていくとか，「得意を生かして苦手を補う」という方向で一緒に話をしたり，相談していく方法があります。今，少しでも楽になれる可能性や実感を持っていただくことで，本人やご家族に「治そうとしないこと」について理解していただくことができると思います。

　上記の①〜③のことを実現するするために，本人の特性や発達のペースを知り，長所と短所から工夫を考えられる材料を具体化するアセスメントが重要であり，それは心理検査を含めた包括的評価が提供するものです。それでは，心理検査は支援において，具体的にどのような点を担うことができるのか，考えたいと思います。心理検査の実施によりできることは，大きくわけて「診断補助」，「認知や思考などの特性・実態の把握」，「特性を踏まえた上での今後の支援（対処法，生活の工夫など）」の3つです。

> ①　診断補助
> ②　認知や思考などの特性・実態の把握
> ③　特性を踏まえた上での今後の支援
> 　　（対処法，生活上）の考案

　①の診断の補助についてですが，問診だけでは発達障害や他の精神疾患の鑑別が難しいことがあります。一方で，発達障害は，認知や思考の特徴

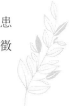

が見られる方が多いです。その中で，色々な特徴を抽出することができる心理検査は，診断を補助する道具と考えられます。しかし，ある知能検査においてこのプロフィールだと ASD であるとか，ADHD であるというような，一定の指標はありません。そこから得られたデータや行動観察を基に解釈をしていくことが重要です。そして，心理検査の結果のみで診断ができるわけではなく，あくまで補助として考えることに気をつけなければなりません。

　②の「認知や思考などの特性・実態の把握」については，知能検査や性格検査などの複数の検査により可能な情報の収集です。被検査者の特徴をよりはっきりと理解できること，そしてそこで理解されたことから特性を踏まえた上での今後の支援を考えていくことができます。介入を行う上では，まずは本人へのアセスメントが重要であり，「アセスメント⇒プラン⇒介入⇒結果のフィードバック⇒アセスメント…」というサイクルを臨床の上では続けていくことが必要と考えますが，まず第一にあるアセスメントの重要性は大きいといえます。アセスメントが十分にできている場合，プランもより本人の特徴に沿ったものを考えやすいからです。しかし，プランのための情報収集としてのアセスメントと，やみくもに多くの検査を行うこととは別物です。本人の主訴を中心に，その時点でどのようなアセスメントをすべきか，必要な場合は他の職種や同職の専門家たちと相談し，どの検査を選択するかを決めていくことが大切です。決める際の軸になるのは，被検査者への負担を加味した上で，主訴や支援者側の考えを基に，支援に必要な情報を得られる検査はどれなのかを，話し合いながら考えるということになるでしょう。特に心理職の視点から感じることですが，検査の指示を出す医師との相談は，特に重要になるかと思います。

　③の「特性を踏まえた上での今後の支援（対処法，生活上）の考案」は，前述のプランに当たる部分です。支援者が行う直接的な介入についてだけではなく，本人の自己理解や本人・家族・支援者が可能な工夫などについて，心理検査で得られた情報を基に考えていきます。

心理検査というのはある程度はっきりした形で結果が出るため，それを
ご本人やご家族，支援者にフィードバックすることで，特性を認識・把握
していただく一助となります。結果を踏まえることで具体的な支援プラン
が提供でき，特性を生かし補う支援が可能になります。特性を生かし，苦
手を補えるような環境調整ができれば，成功体験が増え，不安が強かった
り自尊心が大きく低下したりしている当事者の方の QOL が向上し，自尊
心の回復へとつながります。

　したがって心理検査や面接は，発達・人格特性を明らかにし，今後のよ
りよい生活につなげることができる有力な手段と考えます。検査入院プロ
グラムのように，たとえ１度の検査での関わりであっても，そこには非常
に臨床的な広がりがあります。心理検査の報告を行うことで，当事者の方
の人生に役立つことがあるという意味では，当然のことであるかもしれま
せんが，心理検査にも大変臨床的な意味が含まれると言えます。ただし，
検査の内容について，伝えることが本人や家族などにどのような影響を与
えるか，フィードバックの際には十分考慮する必要があるということも，
付け加えておきたいと思います。

　ここから具体的な検査の実施と評価についての内容になりますが，東大
病院こころの発達診療部では，ケースフォーミュレーションに対応した心
理検査として，図３−１のような検査を必要に応じて行っております。

　本セッションでは，このうち，成人の方を対象とした発達障害検査入院
プログラムで実施している検査の実例として，「Ⅰ精神疾患」については
新版 STAI 状態-特性不安検査（以下 STAI）と抑うつ状態自己評価尺度（以
下 CES-D），「Ⅱ発達の偏り」については日本語版自閉症スペクトラム指
数（以下 AQ）と Continuous Performance Test（以下 CPT），「Ⅲ知的水準」
についてはウェクスラー式成人知能検査第３版（以下 WAIS-Ⅲ），「Ⅴ心
理社会的状況」については絵画欲求不満テスト（以下 P-F スタディ）に
ついて取り上げたいと思います。また，発達障害検査入院で行われている

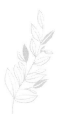

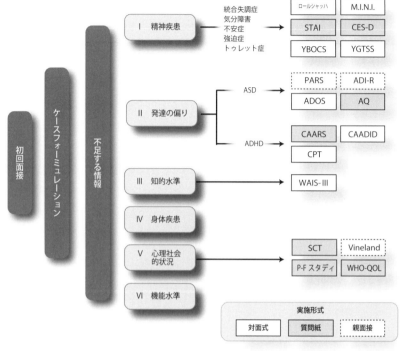

図3−1　ケースフォーミュレーションに対応した心理検査

検査の詳細については，表3−1をご参照ください。

　当院の発達障害検査入院プログラムにおいて，診断の割合は，ASD が全体の8割ほどを占めていました。この背景には，ASD というスペクトラムの概念がソーシャルネットワークやマスメディアにより広まったことで，幼児期や児童期には「少し気になる子」と見過ごされていたお子さんたちが，成長し自由度が高い大学や社会の場面において困難に直面し，本人や周りが ASD である可能性を考え，診断を求めることが多くなったからだと考えられます。本セッションでも，入院された方でいちばん診断が多くデータも豊富な，ASD の方の心理検査結果の特徴をお話ししていきたいと思います。

表 3 - 1　検査入院プログラム実施検査

検査内容	心理検査名	検査の概要
知能検査	ウェクスラー式知能検査第 3 版	16 歳から 89 歳を対象とした知能検査。14 の下位検査から構成され，IQ と 4 つの群指数が算出される
神経心理学的検査	Continuous Performance Test (CPT)	ADHD のスクリーニング検査。中核症状のうち，不注意と衝動性を客観的に評価する
	ウィスコンシンカード分類検査 (WCST)	「抽象的行動 (abstract behavior)」と「セットの転換 (set-shifting)」に関する前頭葉機能検査
投映法検査	文章完成法検査	作りかけの文章から自由に文章を記述させる，投映法検査。知能や性格，趣味や生活史といったパーソナリティの全体的把握が可能
	絵画欲求不満テスト (P-F スタディ)	欲求不満状況に対する反応傾向に基づいて被験者のパーソナリティを把握する検査。自我阻害場面と超自我阻害場面に分かれていて，その場面の反応を類型化しアグレッションを測定する
	ロールシャッハ・テスト	10 枚の図版が何に見えるのかという被験者の回答から，無意識の衝動性や欲求，認知能力などを明らかにする
構造化面接	自閉症診断観察検査 (ADOS-2)	ASD の診断に関連する行動を観察する，半構造化面接による検査
	Conner's Adult ADHD Interview Diagnosis For DSM-IV (CAADID)	成人期と小児期の両方における症状によって ADHD を診断できるよう構成された検査
	自閉症診断面接 (ADI-R)	DSM-IV および ICD-10 において診断的意義があるとされる機能領域に焦点を当て構成され，幼児から成人まで使用できる
	精神疾患簡易構造化面接法 (M.I.N.I.)	精神疾患を診断するために作成された簡易構造化面接法。一般病院でも 15 分で実施可能
自己評価尺度	うつ病自己評価尺度 (CES-D)	一般人におけるうつ病の発見を目的として開発された質問紙。対象は 15 歳以上で質問項目は 20 と少ない
	状態 - 特性不安検査 (新 STAI)	「状態不安」「特性不安」という 2 因子から被験者の不安の状態を測定，ストレスの心身への影響度を知るために適した検査
	WHO-Quality Of Life 26	受験者の主観的幸福感，生活全体の質を測定する。身体的領域・心理的領域・社会的関係・環境領域の 4 領域と QOL 全体を問う 2 項目からなる質問紙
	日本語版自閉症スペクトラム指数 (AQ)	個人の自閉症傾向を測定する目的で開発され，「社会的スキル」「注意の切り替え」「細部への関心」「コミュニケーション」「想像力」5 つの下位尺度を備える
	Conner's Adult ADHD Rating Scales (CAARS)	18 歳以上を対象とした，ADHD の症状重症度を把握するための尺度。検査用紙は「自己記入式」と「観察者評価式」の 2 種類がある

Session ❸　成人の発達障害の包括的評価

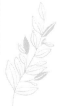

❸-2 認知機能の特徴について

（1）知的水準の検査：ウェクスラー式知能検査（WAIS-Ⅲ）の結果と評価

①結果の特徴

　まず，知能検査 WAIS-Ⅲ の結果の特徴です。この検査は現在，日本で多く用いられている知能検査の１つかと思います（注：現在は，WAIS-Ⅳに改定されていますが，本セッションでは WAIS-Ⅲ のデータとなりますのでご了承ください）。

　先ほどもお伝えいたしましたが，WAIS-Ⅲ のプロフィールにおいても，「このプロフィールであると ASD と診断できる」というふうに断定することは難しいかもしれません。しかし，多くのデータから ASD にみられる認知機能の特徴や傾向について，明らかになっていることがあります。ここでお話することは，そうした一定の傾向であるとご理解ください。

　WAIS-Ⅲ は，全検査知能指数（以下知能指数を IQ）を全体の数値として示しており，それを構成している概念として２つの知能指数＝動作性 IQ，言語性 IQ，４つの群指数＝言語理解，作動記憶，知覚統合，処理速度が設定されており，そしてそれぞれの群指数は下位検査という項目で構成されています（図３－２）。

　では，それぞれの群指数はどのような能力を査定する指標か，簡単に述べると，言語理解：「獲得された言語的知識，言語的推論などを測る指標」，作動記憶：「情報に注意を向け，短時間保持し，記憶の中でその情報を処理する能力などを測る指標」，知覚統合：「非言語性の流動性推理，詳細な部分への注意，視覚的運動統合などを測る指標」，処理速度：「視覚情報を素早く処理する能力などを測る指標。手先の不器用さも反映されやすい」となります。

言語理解	知覚統合	作動記憶	処理速度
2. 単語	1. 絵画完成	6. 算数	3. 符号
4. 類似	5. 積木模様	8. 数唱	12. 記号探し
9. 知識	7. 行列推理	13. 語音整列	
11. 理解	12. 絵画配列		
	14. 組合せ		

● **3つの知能指数**：言語性IQ・動作性IQ・全検査IQ
● **4つの群指数**：言語理解・知覚統合・作動記憶・処理速度
● **適用範囲**：16歳～89歳　●**実施時間**：約2時間（2回に分ける場合も）
● **社会保険検査点数**：450点

図3－2　WAIS-Ⅲの検査項目について

　成人のASDの方の検査結果にはどのような傾向がみられるかという点について考えていきたいと思います。全検査IQの平均が102.7で，知的水準が平均の集団のデータであると考えてください。次に群指数を中心に見たいと考えます。

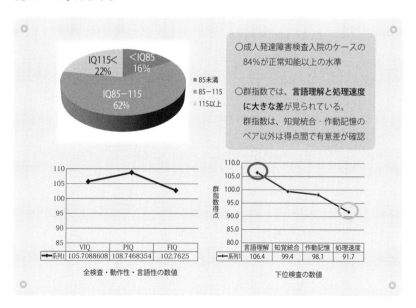

○成人発達障害検査入院のケースの84%が正常知能以上の水準

○群指数では、**言語理解と処理速度に大きな差**が見られている。
　群指数は、知覚統合・作動記憶のペア以外は得点間で有意差が確認

	VIQ	PIQ	FIQ
系列1	105.7088608	108.7468354	102.7625

全検査・動作性・言語性の数値

	言語理解	知覚統合	作動記憶	処理速度
系列1	106.4	99.4	98.1	91.7

下位検査の数値

89

群指数における特徴としては「言語理解（言葉の意味を答える検査で学習性の内容）」の得点が高く，一方で「処理速度（作業のスピードやマルチタスクを行う課題）」の得点が低いという結果が成人の ASD の方にみられる共通の特徴です。そして，作動記憶と知覚統合については同じ程度で，言語理解と処理速度の間に位置しているという結果となっています。今回，ASD と他の併存疾患を持つ方が多かったのですが，この群指数の結果については，診断が ASD のみの方のデータでも言語理解が最も高く，処理速度が低いという同じ傾向がみられました。

　この「言語理解」と「処理速度」の評価については，次のような観点から評価する必要があります。

言語理解と処理速度について

○　**言語理解**：言語の理解と表現の両方を含む言語能力を示す課題。その評価については，言語を用いる課題であり，簡潔に答えているか（迂遠や言葉数が多いなどか etc.），こちらの意図の理解がされているかなどが必要である。具体的に答えること，習得された知識への得意さがある。一方，単語や理解では意図理解や抽象的内容の理解について苦手さが見られるため，数値だけではなく質的な検討も必要。

○　**処理速度**：処理のスピードがメインの課題だが，記憶や視覚的な注意を的確に動かせるかについても必要な複数の能力を用いる課題。視覚補助問題を行うことでその点について精査することができる。

言語理解指標の質的検討からわかる特徴
　言語理解の課題は，言葉の意味や，言葉の共通点，知識を答える課題などから構成されており，習得的な能力を測るための課題が設定されています。課題を解決するためには，①知識（情報）を習得しており，②教示を

理解し，③その習得した知識（情報）をアウトプットできるというプロセスが必要です。先述したように成人で診断されたASDの方ではこの得点が高い傾向が見られています。したがって，言語理解指標からはASDの長所としては，習得された知識の豊富さとそれをアウトプットすることができる点，ということがいえるでしょう。学習によって自分が身につけた内容については，長期的な保存やアウトプットができることから，普段の生活において経験的に身につけられた能力を活用することについては，大きな強みとできる方は多いと考えられます。

　次に，教示の理解について考えてみます。この点をみるためには，言語理解の点数が高さにとらわれず，「どのように答えているか」という観点から質的に被検者の回答を検討することが大切です。検査中には検査者が回答を記録しますが，被検者がかなりたくさんの言葉で回答しているため，記録用紙の欄がびっしりと埋まってしまうという被検者の答えに要する言葉数が多い場合があります。この場合，言語理解の得点や単語などの評価点が高くても，本質をとらえて短く回答しているのではなく，いろいろと連想されたことをたくさん話しているという可能性があり，回答内容をまとめて話すことや教示の意図を理解し，答える内容を選ぶことに苦手さがあることを示している場合があります。このように評価点などの表面的な数字だけではなく，質的な解析もASDの特徴を捉えるために必要であると考えます。

　また，質的な検討をすると明らかになる特徴として，抽象的内容の理解への苦手さがあります。例えば，「はかない」という単語は，抽象的な言葉として用いられます。このように，それ自体が明確な具体物を指し示さない言葉の意味について，想像して回答することに苦手さがある傾向がみられます。このように質的な評価をすると，たとえ全体的な点数が良くても，スコアの高さだけでは見えないことがわかってきます。

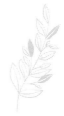

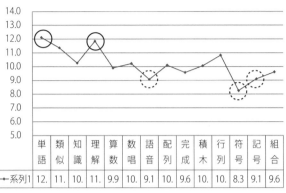

	単語	類似	知識	理解	算数	数唱	語音	配列	完成	積木	行列	符号	記号	組合
→系列1	12.	11.	10.	11.	9.9	10.	9.1	10.	9.6	10.	10.	8.3	9.1	9.6

図 3 - 3　ASD の WAIS-Ⅲ 下位検査平均

処理速度指標の質的検討からわかる特徴

　次に処理速度指標ですが，これは処理のスピードをみるための課題で，記憶や視覚的な注意，そして運動協調性など，複数の能力をうまく用いないと高い成績につながらない課題です。このような複数の能力を同時に用いる検査の得点が低いことから，ASD は並行的に複数の能力を用いて作業することに苦手さがあることが考えられます。処理速度の下位検査は「符号」「記号探し」の 2 つですが，どちらかというと「符号」のほうを苦手としている方が多いという結果が出ています（図 3 - 3）。この 2 つの課題を比べてみると，視覚的注意の移動，ワーキングメモリー（作動記憶）の負荷の影響がより大きい課題が「符号」で，細かな記号の差異について判断をする課題が「記号探し」であるという違いがあります。つまり，符号の苦手さがあるということからは，ASD は注意の移動の距離やワーキングメモリにより負荷がかかる課題の方が苦手であるということが言えるでしょう。

①下位検査の着目点

　図 3 - 3 WAIS-Ⅲ の下位検査平均グラフをご覧ください。単語や理解などの言語性の課題の評価点が高いという傾向がみられます。これについ

ては，先述の群指数の特徴にみられた言語性課題は全般的に良好であるということと合致するところです。一方で，語音整列の得点が低いという傾向があり，処理速度の低さと同様で符号，記号探しの成績も低い評価点となっています。

　では，この結果から認知機能のどのような点に着目すべきでしょうか。

ASD の認知的特徴

言語理解

言葉の知識・理解◎
⇔対人場面における言語を用いた実質的なやり取り▲（日常の会話場面において形式ばった言葉や書き言葉の使用が見られる）。
パターンに基づいた1対1対応の理解◎
⇔抽象的な概念から本質を見出す▲
　部分をつなげて全体性として認知する▲

視覚情報処理の特性

細部への注目，部分への着目◎
⇔全体的・統合的に把握する，注意の適切な配分▲

視覚情報のインプット◎⇔不必要な情報と必要な情報とを十分に弁別して反応する▲

ワーキングメモリーの弱さ

数字をそのまま覚えるなどシンプルな記憶◎
⇔頭の中で柔軟な操作が必要な記憶▲
数字の取り扱い，計算力◎⇔文章題▲

処理速度

素早い情報処理の苦手さ
目と手を協応させて素早く作業する複数の能力を並行して用いる課題▲

　言語理解：言葉の知識・理解の能力は高く，人よりも知識が豊富な方も非常に多く，これについてはとても驚かされることが少なくありません。その一方で，対人場面において実際に言葉を用いた双方向のやり取りには苦手さがあるということには着目すべきかと思います。支援をするにあたっては，言語理解が高い一方で，普段のコミュニケーションに不自由さを感じていることをくみ取る必要があります。

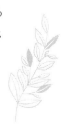

また，日常の会話場面でも話し言葉ではなく，形式ばった言葉や言い回し，書き言葉の使用があるという特徴も含まれ，それは検査での回答時にも見られる行動所見です。くわえて，パターンに基づいた1対1対応の理解，たとえば「AはB」「CはD」のようなものについての理解や習得の能力はとても高い一方で，教示の意図や言外の意味を理解したり，抽象語の理解・説明，部分をつなげて全体性として認知すること，想像することに苦手さがあること注目すべき点です。

　視覚情報処理：細部・部分への注目の能力が高い方が多く，定型発達者が気がつきにくい細かい部分に気がつくということがあります。また，視覚情報の理解全体に関しても良好な方が多く，このことから「ASDの認知スタイルは具体的な思考が中心である」というアセスメントが可能です。つまり，日常生活や仕事で，具体的にやり方が明確になっている時は持っている力をしっかり発揮できるという長所があることがわかります。
　一方で，全体を統合する力，部分と部分をつなげて全体として認識することには苦手さが見られます。部分をつなげて全体にする「全体性の認知」は，想像する能力にも影響する認知機能であり，ASDの方が想像することに苦手さがあるのは，このような点にも要因があると考えられます。

　ワーキングメモリー：数字をそのまま覚えるといったシンプルな記憶の能力は非常に良好で，「数唱」，特に「順唱」については，定型発達者よりも多くの桁数を覚えることができる方が多い印象です。一方で，文章題が出てくる課題のように頭の中で操作が必要な記憶，つまり覚えながら考える，覚えながら何かを行うということが苦手な人もいます。これらは，同時にいくつかのことを行う「ながら」の苦手さと見ることもできます。

　処理速度：これは「処理速度」の課題や積木模様などに現れる特徴ですが，目と手を協応させて素早く作業することや，見ながら覚えながら書き

ながらというような複数の作業を同時に行う課題について苦手さがあります。また，積木を並べることがうまくいかないことがある場合手先を細かく用いる微細運動に苦手さがあるということもあります。

　以上のような点が，下位検査から見ることのできる ASD の認知的特徴として考えます。

②検査中の行動観察のポイント

　検査の最中においても質的な観点，つまり行動の観察を行うことは大切です。検査結果の数値的な部分を見るだけではなく，積極的な行動観察を行えば，得られるアセスメントは厚いものになるでしょう。数値から得られた所見を，行動観察が支持してくれることもあります。以下でお話しすることは私が特に注意をしている行動ですが，主に感覚過敏，不注意を示す行動，衝動性を示す行動，対人意識，細部への注目，意図の理解，気持ちの切り替えの点について，詳しく説明したいと思います。

検査中の行動観察のポイント

- **a. 感覚過敏：**検査室の明るさや雑音を気にする。
- **b. 不注意症状：**検査者のちょっとした動きによっても意識が逸れやすい。
- **c. 衝動性：**視覚情報を提示されると検査者が例示を示す前にパッと手がててしまうなど，待つことが難しい。即答してからすぐに訂正する。
- **d. 対人意識：**回答時や，物が間にある時の視線の動き，視線は合うが相手を凝視する傾向など。
- **e. 細部への注目：**検査の細かい点についての回答や質問，確認が頻回。
- **f. 問題の意図理解：**何が問われている問題なのか問題の意図を即座に把握することが困難＝暗黙の了解の難しさ，回答の内容が長くなる傾向。
- **g. 気持ちの切り換え：**答えられなかった終わった問題を考えている等。

a. 感覚過敏：検査室の明るさや，窓からの光の差し込み，それから検査室の外から聞こえる音（本来なら静かな場所で心理検査をすることが望ましいのですが）などについて過敏に反応を示す方がいらっしゃいます。ある人は，廊下から聞こえてきた短い音で集中が乱れて，検査に再集中するのに時間がかかることもありました。検査の環境を設定することは非常に重要ではありますが，もし十分な場所が準備できなかった場合でもその場で生じた刺激と考え，反応を観察することでより情報を得ることができると考えます。

　b. 不注意・衝動性：「不注意症状」は，検査者のちょっとした動き（例えば検査者側の冊子をめくる動きや記録を取る動作など）や，外からの音などの外部からの刺激で意識がそれたり，集中が乱れるという行動に現れます。また，「衝動性」も検査中にみられる行動のひとつで，視覚情報を提示されると検査者による教示の途中で手を出してしまうということがしばしば見られ，例えば「積み木模様」という課題では，まず見本を出してから検査者が指示をするのですが，見本が出た瞬間に課題を始めようとしたり，積木が出てきたらすぐに触ってしまったり，「処理速度」の課題でも教示の前に書こうとしたりという行動として現れます。これらはもちろん，ADHD の特性の影響でもありますが，ASD でもみられる行動です。

　c. 対人意識：対人的な意識，つまり目の前の相手を意識しているかということですが，これは視線の合い方，頷き方などを観察することで情報が得られることがあります。例えば，間に冊子など何も挟まずに検査者と話をしている時は検査者を見ているのですが，検査者との間に課題の冊子など物があると物に意識が取られこちらを見ることがなかったり，回答する際も検査者へ視線を合わせて回答するということが見られなくなります。また，視線が合っていても，視線が全く動かない，つまり見過ぎていることも注意すべき観察対象となります。

ただし，視線が合わないことは，ASD でなくても生じることがあります。例えば対人不安が高い人でも生じうることなので，他の影響，または重複している場合もありますので，留意してください。検査前での検査者との関わりやラポールの形成の程度を参考にして，アセスメントするとよいのではないかと考えます。

　d. 細部への注目：検査の細かい点について回答したり，課題について「この内容のここはどうなっているんですか？」などの確認が頻回になることがみられます。他の人があまり気にならない点について気になったり，一度気になったことから考えがうまく切り替えることができないという特徴がここに現れてきます。ただし，ここでも不安の強い人は同様の行動が生じることがありますので，注意してください。

　e. 問題の意図理解：言語理解のところでも述べたとおり，全体的な認知や想像することの苦手さから，質問（者）が求めている回答の「程度」を理解することについても難しさがあるようです。「暗黙の了解」を理解することの苦手さもあり，何を問われているかをはっきりと把握することの苦手さから，端的に答えられずにたくさんの言葉を用いて回答するということがあります

　f. 気持ちの切り替え：細部への注目の点とも同様ですが，気持ちの切り替えの難しさが検査中にみられることがあります。答えられなかった質問をずっと考えて，その質問が終わった 3 問くらい後に「あの問題の答えは〇〇でした」と言うこともあります。一度できないことが気持ちの中で引っかかってしまうと，その後も気持ちが切り替えられず，問題が変わっても考え続けてしまうという，こうした行動に現れる特徴から，日常生活の中でも気持ちの切り替えがうまくいかないことがあるということが推察されます。

【WAIS の検査結果における特徴のまとめ】

1　大人になるまで気づかれなかった平均以上の知的水準にある ASD の方々は，言語理解が高く，処理速度が低い傾向が見られる。
　⇒群指数，下位検査の得点等についての質的なことも含め詳細な検討が必要
　⇒構造化された環境（学校など）では，知的な面で補っていた可能性
　　（社会人になって自由度が高くなり失敗体験を重ねるようになった）

2　ＩＱなどの指標だけでなく，検査中の様子，実際の回答等も含めた質的な検討が非常に大切
　⇒検査者が感じた違和感なども，考えるきっかけや所見の材料となる

　以上のことから，知能検査を実施することで，知的能力に遅れがあるかどうかを明らかにするばかりでなく，このような認知機能の特徴に関する貴重な情報を得ることができ，本人固有の認知的特徴をつかむことで，その後の支援につなげることができるのです。「ASD だと WAIS のプロフィールは必ずこうなります」という確定情報はまだ確認されていないとはいえ，ASD の特徴から考えられる認知的特徴を知った上で，WAIS の結果を分析することは非常に有意義であり，支援だけではなく，診断補助としても十分に役割を果たすといえるでしょう。

　しかしながら，無条件でとにかく実施すればいい，というものではないことは，ご留意ください。心理検査全般に言えることですが，「その検査を行う必要性，そして妥当性」について十分な認識をもった上で実施してこそ，意味のあるアセスメントになるのです。

（2）注意・衝動性の検査：Continuous Performance Test の結果と評価

①検査内容

次は，Continuous Performane Test（以下 CPT）という検査の結果の特徴と評価についてお話ししていきます。

CPT は，ADHD のスクリーニング検査として用いられる検査で，視覚だけの刺激で行う検査と，視覚刺激と聴覚刺激両方を用いて行う検査などがあります。東大病院で使用しているのは，視覚と聴覚刺激両方を提示される課題になります。

課題の内容は，パソコンから「1」か「2」が見えるか・聞こえるかする刺激状況で，「1」が見えるかまたは聞こえるかしたら，できるだけ速くパソコンのマウスを1度だけクリックするというものです。また，「2」が見えたり聞こえたりした時には，クリックしてはいけません。

この課題は，「反応制御指標」と「注意指標」という2つの指標をもちます。

反応しなくてもよい「2」が提示されたのにクリックした場合はお手つきとなり反応の制御が取れていない（prudence）という判断の指標（自分の反応を抑制できない）となります。これは，点数が低い方が間違いが多いということになります。そのほかに，検査の間の一貫性を見る指標や，スタミナを見る項目があり，それを総合して反応抑制指標としています。

また，「1」が提示されたのにクリックしなければ，見落とし聞き落としがあるということになり不注意（vigilance）の指標になります。得点としては，不注意ミスでは，ミスが多いほど得点は低く，ミスが少ないと得点は高くなります。この指標は，刺激が出て反応するまでのスピードや，注意の持続や反応の速度を測定しており，これら全部をまとめて注意指標としています。

②結果の特徴

　では，検査結果にはどのような特徴がみられたのでしょうか。それぞれの指標の統計を取るにあたり，恣意的にはなりますが 111 ポイント未満と 111 ポイント以上を基準に設定しました。

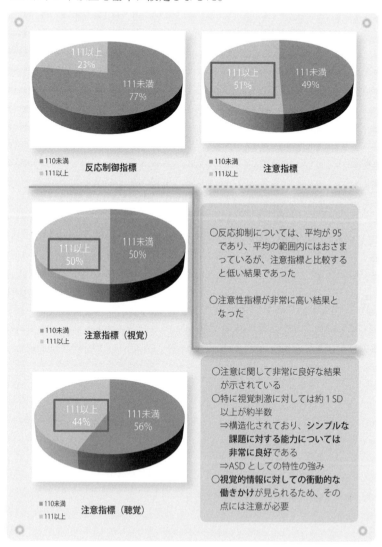

　「2」が提示されたのに押してしまった回数を測る反応制御指標について
は，基準を上回る人は23％という結果となりました。加えて，反応制御
指標については，平均が95であり，平均の範囲内に収まっています。ただ，
この点については，他の検査での行動観察を踏まえると，CPTでは測れ
ない傾向——より複雑な刺激や状況下では，視覚的な刺激や聴覚的な刺激
に対して，意識が向きやすかったり，パッと手を出すことはあるかもしれ
ません。

　一方，見落としや聞き落としを測定する注意指標ですが，111点以上が
全体の51％でほぼ半数という，非常に高い結果が得られました。刺激や
課題がシンプルであるCPTにおいては，結果は非常に良好な人が多く，
ASDの注意集中の良好さを示すデータといえます。

　さらに注意指標の結果を細かく分析するために，聴覚刺激と視覚刺激の
それぞれについて検討してみました。視覚刺激指標のほうは，「1」が画面
上に表示されて見落とさなかった割合ですが，数値が111以上が50％と
いう結果でした。この結果から，視覚刺激に対して非常に良好な反応，つ
まり見落としなく，集中して作業ができる特性があると考えられます。一
方，聴覚刺激に対する注意集中についても，44％の割合で良好な結果と
なっており，視覚だけではなく，聴覚的な集中についても良好であること
がうかがえます。

　CPTは刺激や実施する作業がシンプルである（反応する刺激が決まっ
ており，出てくる刺激の種類や視覚的に確認する場所も決まっており，動
作はマウスを押すのみ）という特徴があります。したがって，CPTの課
題のようにシンプルで構造化された状況での課題であれば，集中力などの
パフォーマンスにおいて平均以上の力を発揮する人が多いということが，
この結果から考えられます。もちろん，個々の能力の違いがあるので
ASDの方全員がそうであるとはいえませんが，並行して複数の能力を用
いる課題（WAISの処理速度や符号など）の数値が低かった一方で，シン
プルな課題に対して平均以上の結果を出すということは，これがASDの

方の能力の特性や強みであるということは考えられます。

　ただし，先にも述べたように視覚刺激に対して衝動的な反応を示す特徴もあるので，刺激が少なく構造化された場所を用意するなど，環境調整の必要はあります。こうした特性を生かすため，支援にあたっては，検査の結果を提示して環境を構造化することで能力を発揮することができるということを，本人や支援者など，周囲の人たちと共有することが重要です。

❸-3　心理・社会的状態について

（1）性格検査：P-F スタディの結果と評価
①検査内容

　ここからは，いくつかの心理検査から明らかになった，ASD の方の心理・社会的状態についてお話しします。

　まず，こころの発達診療部で実施しているテスト，P-F スタディの結果が示す特徴についてご説明します。この検査は，2 人の人物が登場する欲求不満場面というのが設定されていて，その場面で 1 人が発した言葉に対して，被験者がその場にいたらどのように答えるかということで思いついた内容を，セリフとして吹き出しに書いていくというものです。P-F スタディは，この欲求不満場面における被検者の Aggression（P-F スタディの場合は「主張」としての意味合いが強い Aggression）を測定する検査です。

　P-F スタディでは反応を，「アグレッションの方向」と「アグレッションの型」に分類しています（表 3 - 2）。「方向」はその主張をどこに向けるかということで，〈相手（他責）〉，〈自分（自責）〉，〈だれでもない（無責）〉の 3 つ見分けられ，「型」はなぜその行動を起こしているかという点で，問題を生じさせた対象などについて言及にとどめる〈障害優位型〉，責任の所在をはっきりさせることを目的とした〈自我防衛型〉，欲求不満を起こした問題を解決することを目的とする〈要求固執型〉に分けられ，「方向」

表 3 - 2　P-F スタディ反応分類

	障害優位	自我防衛	要求固執
他責	欲求不満を起こさせた障害の指摘を強調	敵意が他者に直接向けられる	他人に行動してもらうことを期待する
自責	障害の指摘は内にとどめる	自責反応，避け得なかったと弁解する反応	欲求不満の解決をはかるために，自ら努力する反応
無責	障害の存在を否定するような反応	不可避なものとして相手を許す	時間が解決してくれると忍耐する

と「型」の組み合わせから 9 つの反応パターンが示されるという課題です（表 3 - 2）。

　また，集団順応度（以下 GCR）という指標もあります。これは，いくつかの場面での平均的な反応を抽出し，被検者の反応を比べ，平均的な反応の頻出頻度を確認する項目で，常識的な反応ができるかどうかという点の評価をします。

　先ほど，9 つの反応の種類について説明をしましたが，その範囲の中に該当しない反応を Unscorable 評定不能の反応として U 反応とします。ASD の P-F スタディの反応においては，この U 反応が多くみられています。U 反応が一定数以上だとスコアリングができないということから，P-F スタディの評定が行えない方も見られています。

②結果の特徴

　では，ASD 特徴について，P-F スタディの結果から心理・社会的状態について考えてみたいと思います。

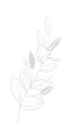

○欲求不満場面でごく一般的な反応が少ない（独特な反応）
　ASDの多く（56%）が集団一致度（GCR%）が標準範囲外
　（標準範囲を下回る）ことが多いが，反対に上回るものも
　見られている（過度に常識的））

○場面の読み間違え
　GCR%が標準範囲内の人の半分に，評価不能（Unscorable）
　反応が見られる

GCR%標準範囲外 56%　GCR%標準範囲内44%

[アグレッションの方向]
過度に自責的や他罰的

[アグレッションの型]
・「困ったな〜」「残念」といった
　トラブルの指摘，失望の表明に
　留まる
・問題解決志向傾向が強いが，
　他者に助力を求めることが少なく，
　時間や状況が解決してくれるのを
　待つことが少ない

	障害優位	自我防衛	要求固執
他責	欲求不満を起こさせた障害の指摘を強調	敵意が他者に直接向けられる	他人に行動してもらうことを期待する
自責	障害の指摘は内にとどめる	自責反応，避け得なかったと弁解する反応	欲求不満の解決をはかるために，自ら努力する反応
無責	障害の存在を否定するような反応	不可避なものとして相手を許す	時間が解決してくれると忍耐する

・欲求不満場面で一般的な反応が少なく独特な反応をする

　集団順応度で多くの人が標準を下回りました。逆に，標準を上回って過度に常識的な様子がみられる人もいて，平均±1標準偏差の範囲に入っている割合が少ない傾向にあるという結果になりました。このことから，一般的にその場面に遭遇した時に想定されるような反応を示す傾向が低い，または過度に常識的な反応にとらわれている，という傾向があると考えられます。「過度に常識的であること」については，WAISの〈理解〉の評価点とも関連することがありますので，両方の検査を実施している場合は，それぞれを確認したほうがよいでしょう。

・場面の読み間違え

　先にお伝えをした，U反応の多さから判断ができる点ですが，今回の被検者たちは場面を読み間違える人が多く，そのため検査者側が被験者の反応のスコアリングができないというケースが見られました。U反応の

内容としては，書いてある内容が場面に沿ってないことや，そもそも空欄になっているなどのことがあります。この結果は，相手の状態やセリフの背景にある心理状態が十分認識されていないことを示すものと言えるでしょう。

以上の結果から，ASDの方の特性にある状況の読みにくさや理解の苦手さが，P-Fスタディにも示されていると考えてよいかと思います。また，セリフとして言葉は書かれているけれども，中途半端に途切れていて伝えたい焦点がはっきりしないことや，非常に硬い言葉遣いなどがみられることがあり，これもASD独特のコミュニケーションを表す所見としてとらえることができます。

・アグレッションの方向

自分の責任なのか，相手の責任なのか，誰のせいでもない（偶然や環境の影響と考える）のか，この3パターンのどれかということになりますが，ASDでは自責や他責が多く，無責が少ない傾向にあることが示されています。この点については，具体的に思考するという認知特性から，はっきりと明確化したいこと，具体的にしたいことから，このような結果が出ているのではないかと考えられます。

・アグレッションの型

主張の目的が，「困ったな〜」「残念」といったトラブルの指摘，失望の表明に留まることが多いことに加えて，問題解決志向が強く見られることが明らかになりました。

アグレッションの方向と組み合わせると，これは他者に助力を求めたり，するよりも自分でどうにかする，という問題解決を志向する特徴であるといえますが，その反面，時間や状況が解決してくれるのを待つことは少ないという傾向と見ることができます。

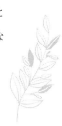

全体的に9つの反応分類で見ると，他責逡巡反応，他罰反応，自罰反応，自責固執反応が多く見られました。「自分がどうにかしなくては」という思いの強さの表れであり，自分でハードルを高くしてしまう可能性もあります。「自分がどうにかしないと」，という責任感を持つことはポジティブに感じられますが，できなかった場合やうまくいかないことが多かった場合，失敗体験になってしまい，自尊心の低下や抑うつ気分という，成人のASDに見られやすいメンタルヘルス上の問題を引き起こす要因となるので，支援をするにあたっては，行動の背景にあるこのような考え方の傾向を把握しておくことは重要です。

【P-Fスタディの検査結果における特徴のまとめ】

1. 一般的な反応が少なく独特の反応 or 過度に一般的・常識的（紋切り型）な反応が多い。

2. これまでの経験を通して対人スキル（型）を習得し，表面的には一般的な対応ができているように思われる者の中にも，実は場面の読みとりが困難な者もいる。

☆反応内容についての質的検討の重要性
☆検査後に反応内容について質問することも大切
　⇒有益な情報を収集できる

（2）質問紙：AQ（自閉症スペクトラム指数）の結果と評価
①検査内容

　自己記入式の質問紙自閉症スペクトラム指数（AQ）による検査結果の傾向について説明していきます。AQは，16歳以上を対象とした，ASDのスクリーニング検査として用いられる，50問からなる自己記入式の質問紙です。ASDの傾向を示すために，ASDで生じやすい行動や考えにつ

表3－3　AQ における各因子の説明

因子	内容
社会的スキル	対人的な場面に参加することなどについての
注意の切り替え	こだわりや，集中について
細部への関心	細部への注目や，刺激への過敏さ
コミュニケーション	話し方や，相互的な会話について
想像力	個人的な活動や対人関係におけるイメージについて

いて4件法で実施されており，ASD の傾向を総合点で判断できます。5つの下位尺度として,「社会的スキル」,「注意の切り替え」,「細部への関心」,「コミュニケーション」,「想像力」があり，それぞれの因子の内容は表3－3のとおりです。

　ASD が示唆されるカットオフ得点として自閉症群と大学生統制群，社会人統制群のそれぞれの得点から総合点の 33 点が設定されています。検査入院プログラムで ASD と診断された成人における AQ の平均と割合は下記のとおりです。

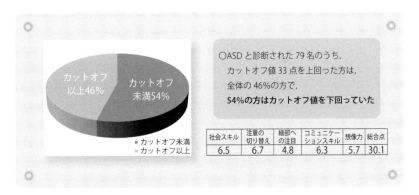

○ASD と診断された 79 名のうち，カットオフ値 33 点を上回った方は，全体の 46%の方で，**54%の方はカットオフ値を下回っていた**

社会スキル	注意の切り替え	細部への注目	コミュニケーションスキル	想像力	総合点
6.5	6.7	4.8	6.3	5.7	30.1

カットオフ以上46%　カットオフ未満54%

■カットオフ未満
■カットオフ以上

　こころの発達診療部の検査入院プログラムにおいて，ASD という診断がついた方について，その結果をみてみますと，そのうち 46%の人がカットオフ値を上回り，反対にカットオフ値を下回った人が 54%います。では，この結果からどのようなことが読み取れるのでしょうか。

　まず踏まえておきたいことは，AQ はスクリーニング検査であるという

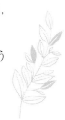

ことです。AQ の得点が高い人たちが ASD の可能性を強く示唆されることになると思いますが，一方で，当事者に回答してもらう自記式の質問紙であるため，他の質問紙検査と同じように回答者のバイアスや考え方，そして自己理解の影響を非常に受けやすいという限界があります。したがって，被検者の自己理解がどの程度しっかりしているのかということに，得点が左右されるということを前提として考えなければなりません。

②結果の特徴

・総合得点がカットオフ値以下であっても，「ASD でない」とは言えない

　ASD の診断がついた方でカットオフ値を下回る人のほうが多かったという，結果について検討していきます。AQ の質問は，ASD で生じやすい行動や問題が，被験者に生じているかどうかを問うものです。つまり，ご本人が提示されている行動がないと感じていたり，その問題にそこまで困っていないと考えている可能性が，この結果からも示されているのではないかと考えられます。現在の自分の行動や困りごとの認識について客観的に感じられていなければ，項目にチェックはつけないと思います。自分のことを振り返るということについては，先にも述べたような認知機能における抽象的な考え方が必要で，必ずしも振り返りができないわけではないですが，振り返った内容と周りの考えとにずれが生じて，「周りは困っているのに本人は気にしていない」というような状況が起こりえるのです。

　また，ここで紹介しているデータの元となっている発達障害検査入院プログラムの参加者の方たちは，日常生活での様々な困りごとから自分で発達障害の可能性を感じて受診した方より，家族，周りの人から勧められたりクリニックで発達障害を疑われて紹介されてきたという方が多く，ほとんどが未診断の方でした。この点から考えると，まだ診断がついていないということも，ASD に特徴的な行動を自覚しづらいことにつながり，そのためカットオフ値を下回る人が半数を超えたと考えられます。

　したがって，困っていることも含めて，家族や周りから来院を勧められ

た方は特に，周りや支援者がそうだと思っていることもご本人は納得していない可能性があります。その場合，丁寧に説明して来院を勧めたとしても，当事者の方は受け止めにくいと思いますので，まずは困り感を共有し，それに影響を及ぼすものとして ASD が考えられるというふうに話すことが，ご本人に自身のことを理解してもらう上ではよいかと思います。

・総合得点がカットオフ値以下であっても，下位尺度で高得点になることもある

　これは WAIS の場合と同じですが，全体の得点だけではなく，その下位尺度にも注目をしておく必要があると考えます。なぜなら，全体ではカットオフを超えずとも，個別の下位尺度で高得点になることが多いからです。そのため，詳細に検討して，支援のポイントを明確にするリソースとして扱う必要があります。

・社会的スキルやコミュニケーションといった人とのやり取り，また注意の切り替えにおいて困難さを感じている方が多い

　社会的スキルについては，「社交的な場に赴くこと」や，「初対面の人と会うこと」などで，コミュニケーションは「相手と会話すること」，「やり取り（雑談など）について」の項目になります。この 2 点の苦手さが，下位尺度の結果から浮かびあがる点です。このことから，社会的スキル，つまり社交的な場面や対人的なコミュニケーションの苦手な点や，人と関わりたい・関わりたくないという気持ちに関係なく人と関わる場や，うまくかかわることの苦手さを感じている ASD の人が多いと考えられます。

　また，注意の切り替えがうまくいかないことや，1 つのことに非常に集中・熱中してしまうことがあると感じている方も多いようです。これはWAIS の行動観察でお話ししたことと共通する点です。一方で，集中して何かを行うことができる環境が整えば，良好な集中力を発揮できることを示す指標でもあるので，本人の長所という視点で支援を考えることが大切

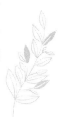

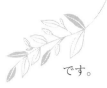

です。

　社会スキルやコミュニケーション，注意の切り替えについて点数が高い
ということは，支援をするにあたり困り感として共有し，介入のポイント
になる材料です。得点として困りごとが表れるのは，すなわち，自身がそ
れらを苦手としていたり問題であると自覚しているからであり，そのため
周囲の支援者と問題を共有しやすく，課題として取り組んでいくように話
を進められ，積極的な支援につなげることが可能になるからです。また，
自身の認識する状態像に他者との間でずれがある方に対しても，検査結果
でポイントの高い項目についてはそのままご本人の症状についての自己認
識が反映されているので，話を聞く上できっかけになります。

・検査結果を元に自分の行動についての認識や，困り感を引き出す

　ASD において生じうる状況の中心的な問題は，自己と他者の認識にず
れが生じていることであると考えられます。AQ の長所の部分は，そのよ
うな本人の主観的な行動の認識や，困り感を引き出せる点にあるといえる
でしょう。そして，問題が具体的に共有できる形で明らかになるので，支
援につながるモチベーションを作るきっかけとなるという強みもありま
す。

　ただし，繰り返しになりますが，留意しなければならないのは，あくま
でスクリーニング検査であり，カットオフ値を超えないことが，すなわち
ASD でないということにはつながらないという点です。さらに，カット
オフ値だけで ASD かどうかを判断するような使い方をすると，下位検査
の結果が教えてくれる大事な情報を見落としかねません。

　以上のことから，AQ は診断のためだけでなく，本人の考えを知るきっ
かけにもなり，その後の心理教育や本人やご家族が本人の特性を理解する
上でも，用いることが可能なツールなのではないでしょうか。

表 3 − 4　成人 ASD の併存疾患数（重複あり）

ASD 併存疾患	
診断名	数
ADHD	23
双極性障害	11
うつ病	10
統合失調症	2
適応障害	10
不安症	6
社交不安症	6

❸-4　成人 ASD と併存疾患

　検査入院プログラムは，令和元年度時点でおよそ 100 人の方が利用され
ましたが，先にも述べたように，ASD と診断される方が最も多く，83 名
の方に ASD の診断がつきました。そのなかで純粋に ASD だけの診断が
つく方は，20 名で全体の約 24％という結果になりました。残りの 76％は
併存疾患があるという結果となり，成人で診断される ASD の多くには併
存疾患が多いことが示唆されています。

　併存疾患については，他の先行研究同様の結果となっており，その割合
については，同じ発達障害である ADHD が多く，ついで不安症やうつ病
が多いことが明らかになっています（表 3 − 4）。ここでは，検査入院プ
ログラムで実施されている質問紙の回答からわかる，本人が主観的に感じ
る抑うつや不安について検討していきます。

（1）質問紙：CES-D（抑うつ状態自己評価尺度）の結果と評価

　発達障害検査入院プログラムで用いている抑うつ状態自己評価尺度
（CES-D）は，うつ病の発見を目的として作成された自己評価尺度です。
20 問の質問項目があり，過去 1 週間における症状の頻度を「ない」，「1-2
日」，「3-4 日」，「5 日以上」の 4 つの選択肢から選んで，抑うつの程度を
測定します。この検査は，16 点をカットオフ値として，それを超えると

気分障害群が疑われることになります。

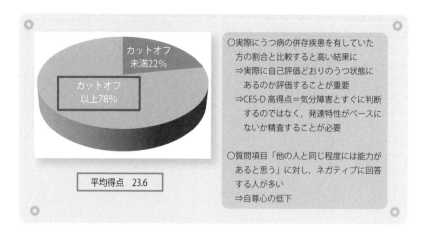

平均得点　23.6

○実際にうつ病の併存疾患を有していた
　方の割合と比較すると高い結果に
　⇒実際に自己評価どおりのうつ状態に
　　あるのか評価することが重要
　⇒CES-D高得点＝気分障害とすぐに判断
　　するのではなく，発達特性がベースに
　　ないか精査することが必要

○質問項目「他の人と同じ程度には能力が
　あると思う」に対し，ネガティブに回答
　する人が多い
　⇒自尊心の低下

　上記のとおり検査入院プログラムを受診された方の平均は23.6点であり，カットオフ値以上の方が全体の78％という結果となっています。このことから，主観的な抑うつ感が高い方が多いということが言えます。しかし，先の表3－4に提示されているように，うつ病という診断にまで至る人はCES-Dの結果と比較すると少ないことがわかります。そのため，主観的なうつの訴えが直接診断につながるわけではないということには留意しつつも，その人のうつの経験，主観的に感じられていることを聴取することは大切です。それが，関係性の構築や介入のポイントになることも多いためです。

　これは後述する不安についても同様のことが言えますが，発達障害を持つ方では，抑うつや不安を主訴に来院する方が少なくありません。「気分が沈んでしかたないんです」とか「すごく不安があります」というお話を聞いたときに，抑うつがどのように生起しているか，どのような状況か，そこでの本人の行動がどのようなものだったかなどについて聴取していくことで，その状況を生じさせている背景に発達障害の特性が影響していることに気がつくこともあります。抑うつ的な状態になるきっかけとして失敗の体験が多いですが，そのベースには発達の特性があるのではないかと

見立てることは重要です。

　また，CES-Dの質問には「他の人と同じ程度には能力があると思う」という項目がありますが，この質問に「そうではない」と回答をする方が多いということもわかっています。この結果からは自尊心の低下が示唆されますが，周りとの関わりや社会において失敗体験が多いこと，P-Fスタディの結果の特徴からも明らかになった「自分で何とかしないといけない」とハードルを上げてしまい，それで失敗しやすくなることなどが，抑うつ的な体験をする要因として考えられます。

　ASD当事者が抑うつ的な状態になるきっかけを「具体的に」探していきつつ，本人が達成可能な目標を「行動認知の特性」に基づき，「明確な形」の「スモールステップ」で作成し，共有していくことが，自尊心の回復につなげるためによいのではないかと考えます。

（2）質問紙：STAI状態—特性不安検査の結果と評価

　STAI状態−特性不安検査は，Spilbergerの不安の特性・状態モデルに基づいて開発された，不安についての質問紙です。これは「『今まさに，どのように感じているか』という不安を喚起する事象に対する一過性の状況反応」という状態不安と，「『ふだん一般，どのように感じているか』をいう不安体験に対する比較的安定した反応傾向」である特性不安を測定する検査です。男性と女性でそれぞれのカットオフ値が異なります。

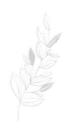

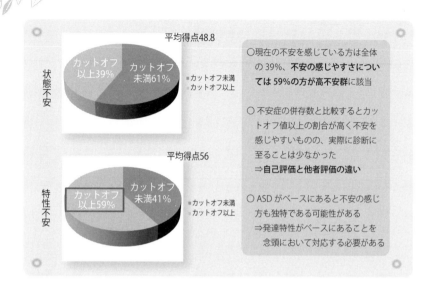

平均得点48.8

状態不安

カットオフ以上39%　カットオフ未満61%

■カットオフ未満
■カットオフ以上

平均得点56

特性不安

カットオフ以上59%　カットオフ未満41%

■カットオフ未満
■カットオフ以上

○現在の不安を感じている方は全体の39%、**不安の感じやすさについては59%の方が高不安群**に該当

○不安症の併存数と比較するとカットオフ値以上の割合が高く不安を感じやすいものの、実際に診断に至ることは少なかった
⇒**自己評価と他者評価の違い**

○ASDがベースにあると不安の感じ方も独特である可能性がある
⇒発達特性がベースにあることを念頭において対応する必要がある

　上記は ASD の方への STAI 実施結果ですが，状態不安でカットオフ値を超えた割合は全体の39％で，特性不安のカットオフ値を超えた割合は ASD 全体の59％という結果となりました。現在不安であると感じる状態にいる人が多い傾向にあることがわかりますが，それよりも「ふだん一般，どのように感じているか」という反応傾向を測る特性不安の方が高い割合を示す結果となっています。「自信がない」「困ったことが次々に起こり克服できないと感じる」といった質問項目に「そうである」と答えた方が多く，この先の不安対処ができるかの不安について強く感じていることがわかりました。現在の自分に自信がなく，それが今後のことにも影響しているということが，成人の ASD に共通する不安であるようです。このことから支援にあたっては，検査から分かる特性に基づき，先々の生活の見通しについてどのような工夫が必要か，どのようなやり方が合っているか，どう進めていくのかを，「具体的に伝えること」が重要です。この際にポイントとなるのは，本人が理解できる明確な内容を示すことだと思います。ASD の認知特性である具体的な思考という強みを活かすためには，あやふやで自由度が高い情報を伝えるより，対応の仕方などのプロセスを具体

化して伝えるほうが，一歩踏み出しやすくなるでしょう。

　ASD がベースにあると，不安の感じやすさのレベルや，不安を感じる対象（内容）についても「独特」と感じられることがあるかもしれず，不安症などの診断にいたる程度でない場合もあります。しかし，本人の感じている不安のつらさは，本人にしかわからないので，不安症に至るほどの不安ではないといえども，本人に寄り添った聴き方をするのが大切です。

　CES-D や STAI から，成人の ASD 患者の多くは自信がなく，かなりの割合で抑うつ感や不安感を感じているということがわかりました。実際に当事者の方々と関わりを持っている中で，自尊心が低い人が多いという印象があります。これはすなわち，現在の社会においては，成人になるまで ASD を見過ごされることが多く，学童期や思春期，そして成人期に至るまでの間に適切な支援がされないまま精神的な疲労が蓄積され，それが併存疾患を生じさせている可能性があるということが可能性として考えられます。

　反対に，プライドを高く持つことで自分を守り，問題に立ち向かうという方法を選ぶ方もいらっしゃいます。この場合でも周りとの軋轢が生じて，抑うつ的になる人もいらっしゃいますし，過度に不安や抑うつを感じていないと表明する人も多いかと思います。質問紙を実施した際に極端な結果が出たり，他者評価との食い違いが見られたりする際には，こうした心理状態を表す，重要なアセスメントであると考えます。

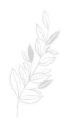

【成人 ASD と併存疾患　まとめ】

ASD がベースにある際には不安や抑うつ的な状態についての認知に特徴がある可能性がある。そのため，不安や抑うつを訴えている際には，本人の主観的な評価は尊重しつつ，診断に至らない場合など自己評価と他者評価に差がある場合，その背景に ASD の特性があることも検討することが大切である。

1　自己認知・理解と他者評価とのズレがある。
2　うつや不安を主訴として医療機関を受診する方に対して，ベースに発達の偏りがないかどうか，多面的に精査をする必要がある。
3　ASD 特性のみでなく，ASD 特性に沿った併存する精神疾患の評価・治療もしっかりと行う必要がある。
　　→ ASD の特性をベースとした対応
4　ローデータ（個々の質問項目に対する回答や，質問の文章に対する反応等）は，心理教育や特性理解の把握を行う上での重要な資料。

❸-5　検査のフィードバックについて

　検査の結果と所見について，本人が許可をすれば周りの人にお伝えすることは，周りの協力を得られる場合，支援の上で有意義なことです。その範囲については，各個人，施設などにおいて差はあると思いますが，ここでは ASD 当事者に対して行っているフィードバックで工夫をしている点についてお伝えしたいと思います。

　ただし，この点については，伝えるその前の段階，つまり相手に何を，どの程度伝えるかについての配慮が必要です。相手の思考特性や自尊心の程度，本人をとりまく社会的状況などを踏まえて，慎重に内容を選ばなければなりません。伝える内容が相手に対してどのような影響を及ぼすのかについて，十分な検討を加えたうえでフィードバックを行いましょう。

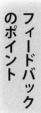

① 内容についてはシンプルに，視覚的な補助を添えて
② 具体的な記述で伝える
③ 説明を理解しているか確認しながら進める

①内容についてはシンプルに，視覚的な補助を添えて

　どの人に対してもそうだと思いますが，基本的にはフィードバックの文言はシンプルにするのがよいでしょう。特に聴覚的な情報のみでは，十分な理解に至らないケースもあるため，視覚的な補助，報告書などを同時に提示し，かつ記載は箇条書きで行う等，可能な限りシンプルに，視覚的な工夫をして伝えましょう。

②具体的な記述で伝える

　フィードバックの内容については，実際の生活場面に即した具体的な内容で記述していくことが大切です。口頭での説明が理解できる場合には，「何がどうである」という特性と行動の因果関係に加えて，日常生活で生じるであろう場面などを交えて説明を加えると，本人の理解や行動を促しやすくなると考えます。

　例）「『適当にやっといて』とか『あとよろしく』のようにはっきりしない指示をもらうよりも，『A をしてそのあとに B をやってください』というように具体的な指示をしてもらうほうがわかりやすく，行動にもつながりやすいです」

③説明を理解しているか確認しながら進める

　検査者が直接フィードバックを行える場合は，その内容を被検者や他の家族などに，その都度確認しながら進めると，それはより意味のあるもの

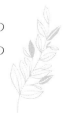

になります。報告者からの一方的なフィードバックですと，本人たちが間違って理解してしまっても気づかず，誤った特徴の理解をつくりかねません。必要ならば表現を変えて説明をより丁寧にするなど，その場でできる工夫をしながらフィードバックを行うとよいでしょう。

❸-6　ケース2に基づいた包括的評価

ここからはケース2に基づいて包括的評価の実際をみていきます。

ケース2

おっとりしていて手のかからない子どもであった。

小学校時代は勉強の出来にムラがあったが，他に気になることはなかった。

中学校時代は，苦手な勉強をどうして続けなくてはならないのかと，**常識的な決まりごとに沿うのが難しかった。**

高校，大学では趣味の合う特定の友人がおり，大きな問題なく過ごした。

大学卒業後に事務職に就いた。**仕事で名前と顔が一致しないことや急な仕事に臨機応変に対応し難い**ことなどの指摘が徐々に増えていった。

本人も**複数で話していると話が分からなくなってしまう**ことに気づいており，インターネットで見たADHDの症状に似ていたので，ADHDではないかと考えて受診に至った。

〈検査時の様子〉

心理検査を実施している際は，挨拶などはできており，会話の際は検査者を見ているが，あまり視線が動かないこと，検査中，冊子などが出てくると回答時も視線は冊子に向けており検査者を見ることはなかった。また，積木や課題が提示されるとすぐに行おうという行動が見られた。

単語の課題では，その言葉で連想されることを大量に話している。また，答えられなかった問題を後から答えることがあったり，理解では「普通は皆そうするらしいですけど，なんでそんなに非効率なのかはわかりません」と答えたりしている。検査者が被験者に具体的に質問をして，やり取りをしていると途中で「こんな感じに1対1だと話ができるんですけどね」と話している。また，検査中は廊下から聞こえる音に反応していることが多く見られていた。

こころの発達診療部の検査入院プログラムを受けられる方の中には，結果としてはASDと診断される人でも，来院された時は「自分はADHDじゃないか」と思って来られる方が多くいらっしゃいます。これは，このプログラムでの臨床経験から言えることですが，特に女性の場合その傾向が男性と比較して多いように感じます。では，そのような方に心理検査をすると，どのような結果が出て，そこから何が言えるのか，検討してみましょう。

　WAIS：まず被検者の全体的な知的水準に関してはIQ108と平均の範囲であることが確認できます。群指数においては，言語理解と知覚統合が110と同じ得点でありますが，良好な結果となっています。一方で，群指数の処理速度は94と全検査IQから14点離れている結果となっていることから，処理速度の課題が苦手であることが考えられます。

　下位検査を見ていくと，言語理解において単語や類似が良好である一方，知識が若干低く，算数も同様に9点となっています。これらの検査は学校で学習する内容と類似する課題もあるので，この結果は学力的な影響を示すものであるのかもしれません。単語などは良好ではあるので，習得してそれを引き出す（アウトプットする）ことはできると言えます。それに加えて，抽象的内容の理解や答え方について，質的にどうかということを確認します。

　また，数唱と比べて語音整列が低いことから，聴覚的な注意や記憶について考える必要があります。

　CPT：全体的に聴覚系の指標が低いので，より複雑な聴覚刺激（文章や会話のやり取りなど）の把持に苦手さがあると推察されます。また，聴覚刺激，視覚刺激それぞれに対して反応しやすい傾向があることもCPTからわかりました。これらの結果は，本人の困りごとである「複数の人と話していると話がわからなくなってしまう」ことや「名前と人の顔が一致し

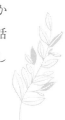

WAIS-Ⅲ

	IQ		
言語性IQ	動作性IQ	全検査IQ	
VIQ	PIQ	FIQ	
111	103	108	

	群指数		
言語理解	知覚統合	作動記憶	処理速度
VC	PO	WM	PS
110	110	102	94

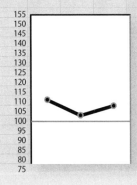 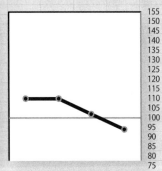

〇WAIS の結果について：**下位検査のばらつきが大きい**

⇒得意と苦手の差が大きく，誤解を受けやすい

単語・類似は問題がないが知識や算数がそれと比べると

低いことから，学校での学習面で苦手さがあることも

考えられる

CPT

	反応制御			注意		
	お手つき エラー	一貫性	スタ ミナ	見落とし・ 聞き落とし	フォー カス	スピ ード
聴覚 （Quotient）	77	83	102	89	90	90
視覚 （Quotient）	75	102	93	112	104	105

言語性尺度							動作性尺度						
言語理解				作動記憶			知覚統合				処理速度		
単語	類似	知識	理解	算数	数唱	語音	配列	完成	積木	行列	符号	記号	組合
13	12	9	14	9	12	10	9	12	13	10	7	11	9

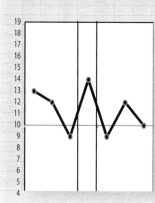
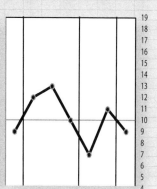

AQ

	総合	社会的スキル	注意の切換	細部への注意	コミュニケーション	想像力
得点	13	1	2	2	7	1

STAI

	状態不安	特性不安
得点	60	62

CES-D

得点	30

ない」ことを裏付けていると考えられます。刺激への反応しやすさが検査結果で明らかになったので，これは支援をする際に，本人が生活する場所の環境を調整するための根拠となりえるでしょう。一方で，視覚的な注意機能は良好であるようです。

　WAIS と CPT の結果から，視覚性の優位性，特に具体的（視覚的）な情報でかつシンプルな場合には良好な注意集中力が発揮できることが想像できます。反対に，処理速度の苦手さから，複雑な内容，同時に複数の能力を用いること作業は力を十分に発揮できないことも推察されます。つまり，処理速度の能力が必要な作業を任された場合，本人の他の能力と比べてパフォーマンスが上がらないことが考えられます。他のことができていて，処理速度を用いる課題ができない場合，周囲の人から「怠けている」と誤解される可能性があることにも注意が必要です。したがって，このような検査結果をもとに，得意なこと苦手なことを知ってもらうことは，本人の今後の生活においてとても重要なことなのです。

　AQ：カットオフ値は超えていませんが，平均点よりも 1 標準偏差低い結果となっています。また，本人が「コミュニケーションについては自信がないが，社会スキルなどについては全く問題がない」と考えているという点が，検査結果から実際と矛盾する点として明らかになりました。全体の数値がカットオフ値を超えていなくとも，平均より得点が低い項目は見逃さないようにしましょう。このような結果がみられた場合，セルフモニタリングと他者からの評価の差があることも想像できるため，その後の支援などでは周りからの情報収集も積極的にしたいところです。

　STAI・CES-D：主観的には不安や抑うつ気分を強く感じているようです。これがどのような原因から生じているものかということは本人から現在の状態や仕事，生活などについて具体的に聴き考察が必要です。また，不安

や抑うつが出ることで「自分はうまくやれないかも」という考えが強くなると，普段の行動に影響を及ぼすことがあります。これらに加えて，不安や抑うつなどへの対処を考えるうえでも，「具体的に何が不安なのか」について，聴取していくことは大切と考えます。質問紙の内容を参考に話を深めていくと，フィードバックの際に提示できることもより具体的になる可能性があるからです。

AQ や STAI，CES-D などの質問紙検査では，今回では AQ の結果のように本人の判断が極端に表れる場合があります。こうした点も，ASD の所見として検討ができるかと思います。

また，検査中の観察から捉えられた，「間にモノがあると視線が合わなくなる」という所見は対人的な意識の低下として，「単語で連想されたことを大量に言葉にする」所見は教示の意図を理解（想像）することの苦手さ，「答えられなかった問題をずっと考えてしまう」，「理解の問題で自分の考えの話をする」という所見は，注意の切り替えの問題やこだわりとして捉えることができるでしょう。

以上が所見として捉えられる内容ですが，極端な評価を行っていることや，具体的な能力が良好で同時に複数の能力を用いることの苦手さがあることなどについて，ASD の診断所見として特徴的なものです。しかし，現在の心理検査のみで発達障害の診断を考えることなどには限界もあります。これらの結果に加えて被検者の幼少期の情報などを収集し，検査中の観察で得た情報もふまえて，所見について考えていくことが必要です。

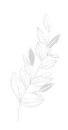

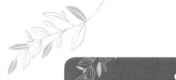

Session 3　まとめ

　以上が心理検査からみた成人 ASD の包括的評価についてです。

　繰り返しになりますが，心理検査で診断や支援のための所見がすべて揃うわけではありません。しかし，検査を行うことで見えなかった特徴が見えるようになり，本人の困っていることを把握し，そして支援につなげることができます。そして，より効果的なアセスメントを行うために，まずそれぞれの検査の特徴を理解し，主訴に沿った検査を周りと検討し，実施すること，そして検査の内容の吟味，それを伝える上での工夫は，日々努力して身に着けなければならないものと感じます。私からは以上になります。この Session が，これからの皆様の臨床などに寄与できたら幸いです。

発達障害に特化した検査

ASD と ADHD を中心に

帝京大学文学部 教授, 東京大学大学院医学系研究科 客員研究員

黒田美保

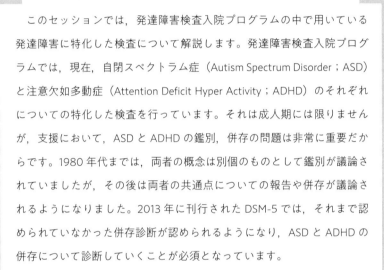

　このセッションでは，発達障害検査入院プログラムの中で用いている発達障害に特化した検査について解説します。発達障害検査入院プログラムでは，現在，自閉スペクトラム症（Autism Spectrum Disorder；ASD）と注意欠如多動症（Attention Deficit Hyper Activity；ADHD）のそれぞれについての特化した検査を行っています。それは成人期には限りませんが，支援において，ASD と ADHD の鑑別，併存の問題は非常に重要だからです。1980 年代までは，両者の概念は別個のものとして鑑別が議論されていましたが，その後は両者の共通点についての報告や併存が議論されるようになりました。2013 年に刊行された DSM-5 では，それまで認められていなかった併存診断が認められるようになり，ASD と ADHD の併存について診断していくことが必須となっています。

　発達障害に特化した検査は診断に役立つだけでなく，特性を詳細に把握できることで，効果的な支援へとつなげていくことができる点で重要です。ただ，特性だけを調べれば支援ができるわけでは決してありません。1 つの検査でわかることに限界があるので，いろいろな情報を集めるための包括的なアセスメントが必要になります。

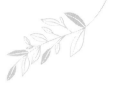

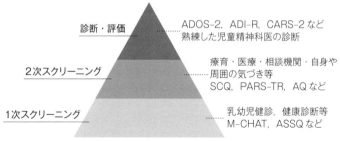

自閉スペクトラム症のアセスメントの階層

診断・評価　　ADOS-2，ADI-R，CARS-2 など
　　　　　　　熟練した児童精神科医の診断

2次スクリーニング　　療育・医療・相談機関・自身や
　　　　　　　　　　　周囲の気づき等
　　　　　　　　　　　SCQ，PARS-TR，AQ など

1次スクリーニング　　乳幼児健診，健康診断等
　　　　　　　　　　　M-CHAT，ASSQ など

図4－1　ASD のアセスメントの階層

❹-1　ASD のスクリーニング・ツール

（1）　スクリーニング・ツールとは

　図4－1に示したように，ASD のアセスメント・ツールに関しては，「**ス
クリーニング**」「**診断・評価**」にわけて考えると，整理しやすくなります。
また，実施しているときも，自分がどのレベルのアセスメントをしている
のかを意識しておくことも重要です。スクリーニングのみで診断をつける
ことは危険ですし，対象児者の特性を詳しく見るためには，診断・評価の
ためのアセスメントをする必要があるからです。

　スクリーニングとは，なんらかの障害や問題を抱えている可能性がある
児者を発見するためのアプローチです。スクリーニングには，**1次スクリー
ニング**と**2次スクリーニング**の2種類があります。1次スクリーニングと
は，一般の集団を対象とした健康診査（健診）等の際に，なんらかの問題
のある児者を特定するものです。早期発見や早期支援においては，健診等
で一斉に実施される1次スクリーニングは特に重要であり，日本では**M-
CHAT** などが1歳6か月乳幼児健康診査で使用し始められています。

　2次スクリーニングは，発達障害のリスクの高い群を対象に作成された
もので，1次スクリーニングで発達障害の特徴があると判断されたケース
や療育・医療・福祉機関などにすでにかかっているリスクの高いケースを

対象に，ASD，ADHD，SLD などの特徴をある程度とらえ弁別するための アセスメントといえます。

　スクリーニングの方法としては，特定の障害に特化した質問紙，親への面接，行動の直接観察などが挙げられます。スクリーニングは，その目的に応じて，対象年齢や使われる方法，調べられる内容も異なっているので，支援に役立つように適切なツールを選ぶことが肝要です。ただ，どのようなスクリーニングにおいても，偽陽性と偽陰性が生じる可能性はあります。特に，偽陰性があることを念頭において，結果がカットオフ値を下回っていても，発達障害の可能性は完全には否定されないことに注意が必要です。このスクリーニングをへて，対象児者個々の特性をきめ細やかにみていくのが，診断・評価アセスメントであり，支援において必須となります。

　発達障害検査入院プログラムは，すでになんらかの困難が生活上で生じて医療機関にかかり，そこからの紹介で実施することがほとんどなので，当然，2 次スクリーニングから実施することになります。また，発達障害の可能性を確認するという目的が大きいため，2 次スクリーニング後に，その結果を見て，診断・評価のアセスメントに進むのが通常の手続きですが，発達障害検査入院プログラムでは，スクリーニングと診断・評価のアセスメントを同時に行い，その結果を総合的に考えて行く手続きとなっています。

（2）東大病院における発達障害検査入院プログラムでの実際：AQ

　発達障害検査入院プログラムでは，ASD についてのスクリーニング検査として**自閉症スペクトラム指数**（Autism-Spectrum Quotient；**AQ**）（Baron-Cohen, Wheelwright,et al, 2001）を使用しています。AQ は，そもそも DSM—5 の診断基準にも取り入れられた ASD がスペクトラムであるという仮説を検証するために，あるいはその理論に則って開発されたものです。スペクトラムを仮定した場合，個人の ASD の特性を定量化すると，

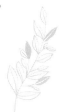

ASD 群と定型発達群を識別できるだけでなく，ASD から ASD の特性を薄く持ってはいるものの日常生活の適応にはほとんど問題がなく診断もない群である BAP（broader autism phenotype），そして定型発達へ連なる連続性も示されると考えられます。AQ は，その得点によって，ASD かどうかを判別するだけではなく，定型発達児者の ASD の特徴の個人差を測定することも可能であり，また，診断までにはいたらない BAP つまり，一般にいう「グレーゾーン」の位置づけをできるという点で有効であるといえるでしょう。

　AQ は，16 歳以上の知的障害のない児者を対象とする自記式質問紙で，回答時間は約 15 分です。構成は，ASD を特徴づける症状の 5 つの領域，「社会的スキル」「注意の切り替え」「細部への注意」「コミュニケーション」「想像力」について各 10 問からなる下位尺度があり，全体で 50 項目となっています。「あてはまる」「どちらかといえばあてはまる」「どちらかといえばあてはまらない」「あてはまらない」の四肢択一であり，各項目で ASD 傾向とされる側に回答をすると 1 点が与えられ，ASD 傾向ではない側に回答すると 0 点が与えられます。得点は 0 点〜 50 点に分布し，得点が高いほど自閉症傾向が強いことを示します。

　日本語版については，若林らによる標準化の研究があり，ASD のカットオフ値は 33 点と報告されています（Wakabayashi, Baron-Cohen, Wheelwright, & Tojo, 2006）。さらに，日本語版には，若林らによるものとは別に，栗田らによる AQ-Japan Version（AQ-J）も存在し，カットオフ値は 30 点となっています。また，AQ-J については短縮版 AQ-J-21（カットオフ得点 12 点），AQ-J-10（カットオフ得点 7 点）の妥当性も検討されています（Kurita, Koyama, & Osada, 2005）。したがって，臨床及び研究で用いる場合には，どちらの版を用いているかを必ず確認する必要があります。

　対象者の条件について明確に書かれたものはありませんが，自己記入式の検査なので，質問紙を読み無理なく理解できる言語能力がなければなり

ません。したがって，知的障害のない方が対象と考えられます。また，短時間で手軽に特性がわかることは AQ の長所ではありますが，自己記入式であるため，自分の特性への気づきが乏しい場合，また，逆に自分の行動や対人関係を過敏に捉えてしまう場合，それぞれ誤差が大きくなります。ASD では，感情や行動を含めた自己認知が乏しい人も多いので，カットオフ値を超えなかったからといって，安易に ASD ではないと判断することにはリスクがあります。むしろ，他のアセスメントと比較して，AQ の結果のみが，非 ASD を示しているようであれば，自己認知の弱さなどを考える材料になります。逆に，カットオフ値を超えるケースの中には，ASD のないパーソナリティ障害の患者が含まれる可能性があることに留意すべきでしょう。

　発達障害検査入院プログラムでの AQ の結果については，セクション 3 にも書かれているように，検査入院患者のうち約半数が AQ の自閉症スペクトラムのカットオフ値を超えないという結果になっていますが，それは以上のようなことに起因していると考えられます。

　また，自己記入式以外の問題として，AQ のオリジナル版も日本語版も，カットオフ値は，すべて既診断の患者群を対象として算出されているため，未診断で全く気づきや葛藤のない ASD 者に対して，AQ がどれほどの鋭敏さを持つのか不明であることが挙げられます。日本版の AQ-J を作成した Kurita らが述べているように，カットオフの 30 点は陰性的中率が高く，すなわち，それ以下であれば軽症の高機能 ASD である可能性を高い確率で除外できるものとして用いるべきで，それ以上であれば，精査をすることが望ましいといえます。自己記入式であることから，このような限界はあるものの，あくまでも 2 次スクリーニングの検査として，補助指標として活用すれば，AQ は有用であることは確かです。

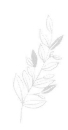

❹-2 ASD の診断・評価のアセスメント・ツール

ASD の診断・評価のアセスメント用の検査は，欧米でオリジナルが発行されてから 10 年以上経って，ようやく日本語版が作成されました。診断・評価のスタンダード・ツールである **ADI-R**（Autism Diagnostic Interview-Revised：自閉症診断面接 改訂版）（Rutter, Bailey, & Lord, 2003）の日本語版が刊行されたのが 2013 年，**ADOS-2**（Autism Diagnostic Observation Schedule-Second Edition：自閉症診断観察検査第 2 版）（Cathrine Lord et al., 2012）日本語版が刊行されたのは 2015 年でした。東大病院こころの発達診療部では，いち早くこれらの検査を発達障害検査入院プログラムの中にテストバッテリーとしてとり入れ，正確で有意義なアセスメントを心がけてきました。

発達障害検査入院では，発達障害の可能性が高く，また，成人期まで診断されなかった患者が受診するため，症状が典型的でない，あるいは併存する精神疾患のために症状がわかりにくくなっているケースが多くみられます。こうした患者に対して，正確な診断をするためには，きちんと特性を捉えることのできる検査が必須であるといえます。また，入院後の治療や支援を考える上で，さらに行動の特徴を詳しくみるためにも詳細な評価が必要です。

一方，診断において，診断基準があれば正確な診断ができるわけではありません。なぜなら，ある行動が診断基準に定められた項目に合致するかどうかの境界線は曖昧で，評価者の判断に委ねられるからです。このため，評価者の経験や知識，価値観というバイアスを除外できず，診断の均質性や妥当性が担保されないという問題が生じます。特に軽症例や他の精神疾患の併存例は診断が難しく，しばしば誤診もみられます。発達障害検査入院患者の診断には，まさしくそのような難しさがともないます。

こうした診断基準を補助するために，欧米では，DSM に基づいた診断を的確に実施するための診断アセスメント・ツールが 1990 年代から開発

されてきました。なかでも ASD の診断アセスメント・ツールのゴールド・スタンダードとされるのが，ADI-R と ADOS-2 です。

　この 2 つのアセスメントツールは，米国の Lord や英国の Rutter など著名な心理学者・児童精神科医のグループによって，診断の妥当性を担保するために研究用に開発されてきたものです。対人コミュニケーションやこだわりの様子を詳細にみることができ，研究だけでなく，臨床的にもきわめて有用なツールです。そして，診断に必要となる患者の情報を系統的かつ効率的に収集でき，アルゴリズムを使って診断分類ができるため，熟練した精神科医でなくとも高い精度の診断を実現できるというメリットがあります。

　それぞれのツールの特徴ですが，ADI-R は，ASD 児者の養育者を回答者とし，対象者の乳幼児から現在までの行動を詳細に聞いていく検査です。ADOS-2 は，ASD 児者本人を対象とする行動観察によるアセスメントで，現在の相互的対人関係と意思伝達能力，常同行動と限局された興味を把握することができます。すなわち，ADI-R は「過去の行動特性」から，ADOS-2 は「現在の行動特性」から診断に必要な情報を収集でき，両者は相補的役割を果たしているといえます。

　ただし，ADI-R は養育者，すなわち親への聞き取りで行うため，成人期に使用する場合は，親が亡くなっていたり，親との関係が悪化していて協力してもらえない場合があります。こうした場合はきょうだいから聴取する場合もありますが，現在，単子の場合も多く聞き取りが難しく，実施できないこともあります。一方，ADOS-2 は患者を直接観察することで評価するので，成人期には特に有意義なツールであるといえます。

　その他の ASD 診断・評価アセスメント・ツールとしては，図 4 − 2 に示したように，**CARS2**（Schopler, Van Bourgondien, Wellman, & Love, 2010）や **DISCO**（The Diagnostic Interview for Social and Communication Disorders）（Wing, Leekam, Libby, Gould, & Larcombe, 2002）があげられます。CARS2 は 2020 年 1 月に日本語版が刊行されたばかりのツー

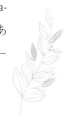

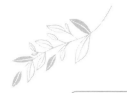

ASD の診断・評価の方法

◆ 実際に観察可能な行動：直接の行動観察
　・Austism Diagnostic Observation Schedule, Second Edition (ADOS-2)
　・Childhood Autism Rating Scale, Second Edition (CARS-2)

◆ 発達歴と日常生活の全般の様子：親や養育者への面接
　・Austism Diagnostic Interview, Revised (ADI-R)
　・Diagnostic Interview for Social and
　　Communication Disorders (DISCO)

※DSM に対応しているのは ADI-R と ADOS

図 4 - 2　ASD の診断・評価の方法

ルです。前のバージョンである CARS を発展させ CARS2-Standard（CARS2-ST：標準版）とし，ここに親や養育者が記入する質問紙（CARS-QPC）と，IQ80 以上の流暢な言語水準の 6 歳から成人までの評価にも対応する CARS2-High Function（CARS2-HF：高機能版）が加わりました。

　CARS2-HF では，知的に遅れのない対象者に合わせ，評価項目が修正された 15 分野（1. 対人関係感情的理解，2. 感情の表現・制御，3. 人との関わり，4. 身体の使い方，5. 遊びにおけるものの使い方，6. 変化への適応・限局的な興味，7. 視覚反応，8. 聴覚反応，9. 味覚・嗅覚・触覚の反応と使い方，10. 恐れや不安，11. 言語性コミュニケーション，12. 非言語性コミュニケーション，13. 思考・認知の統合スキル，14. 知的反応の水準とバランス，15. 全体的な印象）について，CARS と同様に採点を行います。結果は，T 得点とパーセンタイルが算出でき，対象者の特徴は ASD 全体の中のどこに位置づけられるかを把握することもできます。米国では CARS2 は，複合的に情報を把握し，ASD 特徴を詳細にみていくことから診断・評価アセスメントに位置付けられています。

　一方，DISCO は養育者を回答者とする半構造化面接です。ADI-R の質問項目が診断に関するものを中心に構成されているのに対し，より広範囲

な症状による困難に関する項目を含んでおり，他の発達障害や精神障害の診断に必要な情報も得ることができます。

　ADI-RとADOS-2に対応した2次スクリーニングに，**対人コミュニケーション質問紙**（The Social Communication Questionnaire：**SCQ**）（Rutter, Bailey 2003）が作られています。これは，2次スクリーニング用の他者記入式質問紙で，ADI-Rから選ばれた40項目の質問に対し，養育者が「はい」「いいえ」の二肢択一で回答するものです。回答時間は約15分で，対象年齢は，生活年齢が4歳以上，精神年齢が2歳以上ですが，カットオフ値を修正すれば生活年齢3歳以上で使用できるという報告もあります（Corsello et al., 2007）。異常な行動がある場合に1点，無い場合に0点と採点し，言語の有無については合計点に加えないため，総合得点の分布は0点から39点までになります。発語の無い対象者に実施する場合には，言語に関する問題について評価しないため，33点までとなります。

　さらに，SCQには，生まれてから現在までについて回答する「誕生から今まで」と現在の状態（過去3か月）について回答する「現在」の版があります。「誕生から今まで」版では，4，5歳時点に焦点を当てて評価する項目が用意されており，検査時の年齢に関係なくASDの症状が最も顕著に見られる時期の評価ができます。ASDのカットオフ値は「誕生から今までの」の版に設定されており，原版のカットオフ値は15点です。ただし，SCQの限界として，回答者の子どもの行動への認識や記憶が強く影響するということが挙げられ，使用に際して注意が必要です。

　ADI-RとADOS-2は，現在，児童思春期精神科専門管理加算として保険点数化されていますが，ADOS-2は，成人期のASDの診断・評価において，特に有効なツールなので，ぜひ，一般精神科で使えるように保険収載されることが望まれます。

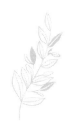

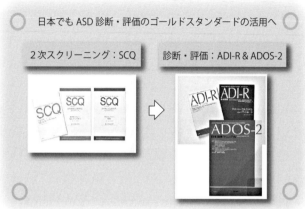

日本でも ASD 診断・評価のゴールドスタンダードの活用へ

2次スクリーニング：SCQ

診断・評価：ADI-R & ADOS-2

（1）ADI-R

　ADI-R は，ASD の可能性がある患者の養育者を回答者とする半構造化面接検査です。発達歴や日常生活の行動など ASD 診断に関連する特定領域の情報を収集でき，主に幼児期の特性から ASD の診断を判定します。オリジナルの ADI（The Autism Diagnostic Interview）（Le Couteur et al., 1989）は面接時間が 2 ～ 3 時間と長く，また対象年齢が 5 歳以上とされていたため早期発見に対応できないという問題もあり，1994 年に改訂版 ADI-R が発表されました。ADI-R では面接時間が 90 分～ 2 時間に短縮され，対象年齢も 2 歳以上に変更されました。検査対象となるのは，一般精神科や小児科から ASD の可能性があるとして紹介されたケース，診断前のスクリーニング・ツールとして開発された前述の SCQ がカットオフ値を超えているケースなど，ASD が疑われる患者です。なお，回答者は対象者の養育者とされていますが，一般的には母親が多く，両親や祖父母，また施設職員なども想定されます。ただし，質問項目が ASD の症状が最も顕著に観察される 4 歳 0 か月～ 5 歳 0 か月に合わせて作成されているため，この時期の対象者の行動をよく知る人が回答者として望ましいでしょう。東大病院の検査入院では，必ず親の参加を求め，ADI-R を実施

していますが，これまでは母親が回答することがほとんどだったのが，最近では両親が回答者となる場合も多くあります。また，稀な例ですが，遠方で来院が難しい場合は，電話面接で行うこともあります。

　ADI-R の質問には，ASD 関連行動を中心に，「初期発達」「言語と意思伝達機能」「社会的発達と遊び」「興味と行動」などの領域について，93 項目が用意されています。回答は基準に従って段階評定（主に，0＝問題とされる行動はない，1＝なんらかの問題がある，2＝明確な問題がある，3＝明確な問題がありそれが生活上の大きな支障となっている）されます。各質問においては，「現在の症状」および 4 ～ 5 歳の間で最も異常だった時を中心とする「過去の症状」をセットにして把握していきます。そして質問が終わったら，最終的に診断基準に適合する項目から構成されたアルゴリズムへとコードを転記します。アルゴリズムには「①相互的対人関係の質的異常」，「②意志伝達の質的異常」，「③限定的・反復的・常同的行動様式」，「④ 36 ヵ月までに顕在化した発達異常」の 4 領域が含まれ，それぞれにカットオフ値が示されています。また，「診断アルゴリズム」と「現在症アルゴリズム」の 2 種類が用意されており，診断は「診断アルゴリズム」に基づいて判定され，「現在症アルゴリズム」は，養育者が考える子どもの問題を把握したり，介入前後に実施して介入効果を測定したりすることができるものとなっています。

　ADI-R の限界として，回答者の症状の認識や記憶が強く影響することが挙げられます。図 4 － 3 は，以前筆者が行った研究ですが，高機能 ASD 成人について，各検査結果と臨床診断との一致率を調べたところ，ADI-R と ADI-R の項目から作られた SCQ の診断との一致率が低いという結果が得られました。つまり，回答者が子どもの症状にあまり気づかないとカットオフ値を超えないということを意味しています。特に対象者が青年期・成人期にあると，回答者の記憶が曖昧だったり症状への気づきが少ないために，カットオフ値を超えないことも多くあります。実際に検査入院で使用すると，幼少期が 20 年以上前ということになるので，エピソー

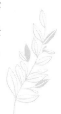

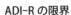

ADI-R の限界

- 高機能 ASD 成人 28 名（男：女＝ 18：10）
    平均年齢＝30.3 ± 6.83（20-48）
    平均 IQ＝104.3 ± 14.0（85-138）
- ASD 診断：熟練した精神科医が親面接 and/or 本人面接を行い，DSM-IV-TR に基づき，臨床診断を行った。

	ASD	nonASD
AQ	20	5
SCQ	12	16
ADI-R	13	11
ADOS	26	2

（黒田・稲田ら，平成 24 年度厚労科研（精神障害分野）：発達障害者に対する長期的追跡調査を踏まえ，幼児期から成人期に至る診断等の指針を開発する研究で報告書）

図 4 － 3　ADI-R の限界

　ドをかなり覚えている親とそうでない親に分かれるという印象があります。

　また，ADI-R の問題点としては，実施時間がやや長く，検査入院などでは問題ないものの，一般臨床で用いることが難しいということも挙げられます。前述のように成人期の対象者では，すでに親が他界している場合もあり，使用自体ができないということもあります。これに加えて，実施法の習得に時間がかかることや，研究目的で使用する場合は，研究用研修に参加して資格を取得することが義務づけられていることも，導入・実施の障壁となっています。診断精度を担保するため，研究資格は厳密に規定されており，無資格者が ADI-R を使用して研究を実施することは認められていないのです。

ADOS－2の概要
・半構造化面接
・対象本人の直接行動観察に基づく専門家評価
・対象年齢：12 か月～成人
・年齢と表出性言語水準に応じて 5 つのモジュール の中から選択
・0，1，2，（3）の 3（4）段階評価
・約 40 分～ 1 時間

（2）ADOS-2（The Autism Diagnostic Observation Schedule － Second Edition：自閉症診断観察スケジュール第 2 版）

ADOS-2 は，ASD 当事者を対象とする半構造化面接を通した行動観察検査であり，現在の相互的対人関係と意思伝達能力，常同行動と限局された興味を把握できるツールです。所要時間は 40 分～ 1 時間です。

ADOS-2 は，12 か月の幼児（非言語性精神年齢 12 か月以上）から成人までの幅広い年齢帯を対象とし，言語水準と年齢に応じた 5 つのモジュールから構成されています。Lord らが作成した自閉症診断観察スケジュール（The Autism Diagnostic Observation Schedule：ADOS，3 歳の言語レベル以上）（Lord et al., 1989）と，DiLavore らが作成した前言語自閉症診断観察スケジュール（Pre-Linguistic Autism Diagnostic Observation Schedule：PL-ADOS），表出言語のない子ども用）（DiLavore, Lord, & Rutter, 1995）が基盤となっています。この 2 つのアセスメント・ツールは，対象年齢によっては診断の感受性や特異度が下がるという問題点が開発者自らによって指摘されたため，2000 年に ADOS G として 1 つに統合され，年齢と言語水準によって 4 モジュールに分けられました（Lord et al., 2000）。その後，2012 年には，ADOS-G に 12 ～ 30 か月の幼児に使用できる「乳幼児モジュール（Toddler Module：モジュール T）」を加え，現在の ADOS-2 が刊行されました。この ADOS-2 のモジュール 1 ～ 3 では，DSM-5 に応じて診断精度を高めるようにアルゴリズムが改定されて

います（Gotham et al., 2008；Gotham, Risi, Pickles, & Lord, 2007）。また，評定方法や実施方法にマイナーチェンジを加え，モジュール 1 からモジュール 3 まででは重症度（比較得点）が測れるようになったという変更点もあります（Gotham, Pickles, & Lord, 2009）。各モジュールの対象は，モジュール T：無言語〜 1，2 語文レベル（推奨年齢 12 〜 30 か月），モジュール 1：無言語〜 1，2 語文レベル（推奨年齢 31 か月以上），モジュール 2：動詞を含む 3 語文以上〜流暢には話さないレベル，モジュール 3：流暢に話す幼児〜青年前期（推奨年齢 4 歳以上〜 15 歳），モジュール 4：流暢に話す青年期〜成人（推奨年齢 16 歳以上）というように区分されています。

ADOS-2 は対象児者の行動や回答内容をみるため，遊びなどの活動や質問項目が設定された半構造化面接となっています。乳幼児モジュールは 11 課題，モジュール 1 は 10 課題，モジュール 2，3 は 14 課題，モジュール 4 は 15 課題から構成されています。言語発達や年齢を加味した課題が設定され，モジュール間で課題が重複しながら上のモジュールに移行するような構成になっており，乳幼児期から成人期までの連続性が保たれているのも特徴です。また，実施にあたっては各課題で観察されるべき行動は複数あるため，検査者は特定の働きかけがどのような行動特徴をみるためのものなのかを熟知しておく必要があります。

実施段階では，観察後の評定を念頭に置きながら把握すべき行動（アイコンタクト，表情，身ぶりなど）を記録していきます。成人期に用いるモジュール 4 の実施内容について見てみると，図にピースを並べていく課題ではピースを要求するときの視線の使い方や身ぶりを観察するようになっています。また，会話や質問は，検査者の経験や考えに興味をもつのか，また，検査者の知識に考慮して話せるかなどに着目しながら進めていきます。たとえば，友人に関する問いでは，親友がいるかどうかについて尋ねたあと，「その友達は他の学校や職場の人と何が違いますか？」と尋ねると，「どこか違うんですか？」と答える患者がいます。回答から，このような人間関係における情緒的関与に気づいていないことが明らかになることが

あります。また別の質問で「他の人も寂しいと感じたことがあると思いますか？」と尋ねると，「聞いたことがないのでわかりません」といった答えもしばしば聞かれるのですが，これは他者の感情を推察する力，つまり「心の理論」能力を見ることができる質問と言えます。他には，旅行や行事参加などの日常的ではないできごとについて説明してもらうような課題もあり，他者の知識に配慮して話せるかを見ていきます。このようにADOS-2では高機能の成人に対しても，そのASDの特性を把握できる課題が用意されているのが，大きな特徴といえるでしょう。

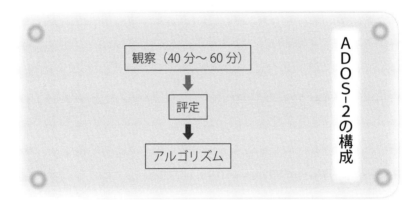

　以上のように検査全体で観察された行動について，「A. 言語と意思伝達」「B. 相互的対人関係」「C. 遊び（あるいは）C. 想像力」「D. 常同行動と限定的興味」「E. 他の異常行動（ASDに併存しやすい多動や不安といった症状）」の5領域を構成する約30項目を評定基準に従って段階評定をします。一般的な検査とADOS-2との大きな違いは，「観察」でみたそれぞれの行動を評定するのではなく，検査全体を通して，見られた行動すべてを総合して「評定」する点です。

　さらに評定項目のなかから，現在の診断基準に最も適合する項目が抽出され，診断アルゴリズムが構成されています。これを用いて「自閉症」「自閉症スペクトラム」「非自閉症スペクトラム」という診断分類（モジュールＴでは懸念の程度で分類）を行なうことができます。またモジュール1,

2，3の診断アルゴリズムには年齢と合計得点に基づく変換表があり，ADOS 比較得点を算出することができ，ASD の重症度を調べられます。この比較得点はモジュールを超えての重症度の比較に利用できます。

モジュールT〜3：評定	モジュール4：評定
・言語と意思伝達　・相互的対人関係　・遊び／想像力　・常同行動と限定的興味 ・他の異常行動　以上5領域	
〈アルゴリズム〉	〈アルゴリズム〉
・対人的感情（SA）と限定的・反復的行動（RRB）の合計点にカットオフ値が設けられている。 ・自閉症／自閉症スペクトラム／非自閉症スペクトラムに分類 ・中度〜重度の懸念／軽度〜中度の懸念／ごくわずかな懸念／懸念なし（モジュールTの分類） ・比較得点（モジュール1，2，3）	・意思伝達・相互的対人関係・両方の合計点それぞれにカットオフ値が設けられている。 ・自閉症／自閉症スペクトラム／非自閉症スペクトラムに分類 ・比較得点はない

　ADOS-2 の臨床的有用性は，対人コミュニケーション行動を検査場面で最大限引き出せるような課題が設定され，養育者の子どもについての記憶や症状への感受性に依存することなく，専門家が直接観察で行動を段階評定できる点です。その一方で，最も重篤だった過去の症状を知ることができない，また検査場面で観察されにくい反復的・常同的な行動様式や興味の限局は把握が難しいという限界もあります。この限界に対して，養育者からの回答による検査 ADI-R などを援用するわけです。

　また，ADOS-2 の成人に使用するモジュール4は，アルゴリズムがDSM-5 には対応していないという問題点もあります。これは，新しいアルゴリズムの開発が遅れたためで，論文ではすでに新アルゴリズムが発表されています。新アルゴリズムでは，他のモジュールと同じく以下のように変更されています。「意思伝達」と「相互的対人関係」，および「想像力／創造性」「常同行動と限定的興味」の領域に分かれ，それぞれ特定の項

目が指定されていたのが，「対人的感情（意思伝達）（相互的対人関係）」
と「限定的・反復的行動」に分かれ，それぞれに特定の項目が指定されて
います。加えて，これまでは意思伝達領域，相互的対人関係領域それぞれ
と，その合計にもカットオフ値が設定されていましたが，新アルゴリズム
では，2領域の合計点にカットオフ値が設定されているという変更もあり
ます（Hus & Lord, 2014）。東大病院の発達障害検査入院プログラムでは，
この新アルゴリズムでの診断分類も行っています。

　また，ADOS-2もADI-Rと同じく，研究に用いる場合，研究実施資格
をとることが定められています。

❹-3　ADHD の診断・検査

（1）ADHD のスクリーニング・ツール

　成人期のADHDのスクリーニング・ツールには，ASRS-V（Adult Self
Report Scale-V）（Kessler et al., 2005）などがありますが，発達障害検査
入院プログラムでは症状重症度評価尺度である質問紙のConners' Adult
ADHD Rating Scale（CAARS™）（Conners, Erhardt. & Johnson, 1998）
と診断用評価尺度である18歳以上を対象とする半構造化面接のConner's
Adult ADHD Diagnostic Interview for DSM-Ⅳ（CAADID）（Epstein &
Johnson, 2001）の日本語版を用いています。

　CAARS™は18歳以上を対象としており，原版では，通常版，短縮版，
スクリーニング版がありますが，日本で刊行されているのは66項目の通
常版であり，東大病院ではこちらを用いています。質問紙は，自己評価式
と観察者評価式の2種類があり，両者とも項目数と内容は同じで，自己評
価式では「私は……」，観察者評価式では「評価対象者は……」で始まる
形となっています。質問項目は，ADHDの特性やそこから派生する問題
について尋ねるもので，20分程度で回答することができるものです。結
果は，因子分析にもとづき「不注意 / 記憶の問題（12項目）」「多動性 /

落ち着きのなさ（12 項目）」「衝動性／情緒不安定（12 項目）」「自己概念の問題（6 項目）」の 4 つの下位尺度について求められます。それ以外に，「DSM Ⅳ 不注意型症状（9 項目）」「DSM Ⅳ 多動性 - 衝動性型症状（9 項目）」とこれらを合算した「DSM Ⅳ 総合 ADHD 症状」が求められます。ADHD 指標は，12 項目の単一の尺度で，一部他の下位尺度を構成する項目が含まれ，結果は T 得点で示されます。

　一般的な解釈としては，65 以上の T 得点がない場合，臨床的に顕著な症状はなく，65 以上が 1 つの場合は境界線，65 以上のものが多いほど重篤であるという判断になります。ただし，極端に高い値（T 得点が 80 以上）の場合や，矛盾指標が 8 点以上の場合は，詐病の可能性もあるので，解釈には他の情報との整合性をみていく必要があります。

　また，自己評価式と観察者評価式の両方に回答してもらうと，両者の乖離が見られる場合があります。これはつまり，①本人は注意や多動の問題を感じているのに，観察者は全く気づいていないケース，②逆に本人は注意や多動の認識がないにもかかわらず，観察者は強く感じているケースということになります。①は，ADHD の特性がありながらも，それを本人の努力で周囲から見えないくらいカバーすることができているといえますが，逆に大きなストレスを感じている可能性があります。②は，自己認知が弱いケースで，自身の ADHD の特性に気づいていないと考えられる場合です。

（2） ADHD の診断・評価アセスメント

　発達障害検査入院プログラムでは，ADHD の診断・評価用検査として，18 歳以上を対象とする半構造化面接の Conner's Adult ADHD Diagnostic Interview for DSM-Ⅳ™（CAADID™）を用いています。CAADID™ は，パート Ⅰ：生活歴とパート Ⅱ：診断基準に分かれており，それぞれ所要時間は 60 ～ 90 分です。パート Ⅰ は，対象者の家庭・学校・職場での様子や，成育歴，既往歴などの生活歴について，「はい／いいえ」または自由記述

で回答します。パートⅡは，成人期と小児期の両方において問題となる ADHD 症状及び，ADHD のサブタイプ（不注意優勢型／多動性‐衝動性優勢型／混合型）を評価できるものです。発達障害検査入院プログラムでは他の面接でパートⅠの内容が把握できるため，パートⅡのみを実施しています。

パートⅡは，Diagnostic Criteria Interview であり，3 つの部分で構成されています。基準 A では，不注意と多動性─衝動性の領域それぞれについて，DSM-Ⅳ の記載と同一の 9 つの症状が用意されています。最終的に，不注意と多動性─衝動性それぞれについて，症状を数え 6 以上あれば，その時期に症状があったと判断します。基準 B は，不注意と多動性─衝動性の症状のそれぞれが最初に現れた時期を特定します。いずれかが 7 歳以前に現れていた場合，診断基準の B を満たすことになります。基準 C では，症状が見られる場所について尋ね，学校・家庭・スポーツやクラブ活動・職場の 4 つで症状が生じたかを尋ね，2 つ以上の場面で見られた場合，診断基準の C を満たしたと考えます。基準 D では，ADHD 症状に起因する障害のレベルを判断しますが，不注意と多動性─衝動性症状を分けて考えることは難しいので，それらを一緒にして生じる総合的な障害を評価します。不注意あるいは多動─衝動性の症状が，小児期と成人期それぞれにおいて，学校（職場／学校），家庭，社会的な行動，自己感覚・自己概念・自尊心の領域において障害となっていたかを判定します。最終的に，パートⅡのまとめとスコアリングのための「サマリーシートとスコアリングのルール」によって，小児期と成人期それぞれで診断基準を満たすかと ADHD のサブタイプを評定できます。

本検査は，小児期と成人期の症状の比較ができたり，本人がその症状をどう捉えているかが理解できる有用なツールであるといえます。また，ADHD 症状の具体例が挙げられているので，質問がしやすく使いやすいというメリットもあります。しかし，こうした面接検査に共通するデメリットとして，本人の症状への気づきやその影響に気づいていない場合，正確

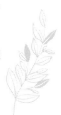

な評価ができないという点があげられます。

❹-4 架空事例から発達障害に特化した検査について考える

　本節では，ここまでみてきたアセスメント・ツールを，架空の事例に適用し，アセスメントの実際を説明していきたいと思います。

事例
成人期に初めて診断を受けた A さん

・現在 37 歳。

・胎児期・周産期には問題なし。2 歳違いの姉と両親の 4 人家族。

・母親は，社会性の無さや言葉の理解が難しいなどの問題を感じていたが，乳幼児健診では問題を指摘されない。

・幼稚園入園後，集団行動がとれないことが目立ち母親は就学時に自主的に地域の教育相談室で学校の選択について相談をした。しかし，知能検査の結果，問題はないということで，通常学級に行くように言われたため，そのまま通常学級に通った。

・学校時代を通じて，友人はできなかった。中学校では，いじめの対象となっていたが，不登校になることはなかった。

・コンピューターや機械関係に興味があり，高校卒業後，コンピュータ関係の専門学校に進学し，新卒で I T 系の会社に就職。

・上司からの注意などが重なり，入社後 3 年で抑うつ状態となり精神科を受診。

・半年の休職期間を経て会社を辞め，アルバイトをするがどれも長続きせず，抑うつ状態を繰り返すため，発達障害の可能性を考えた通院中の精神科から発達障害検査入院を紹介された。

（1）アセスメント結果

・WAIS 結果 VIQ：119, PIQ 90, FIQ：107, VC120, PO99, WM105, PS75
・AQ 26（カットオフ値 33）
・ADOS：
　　意思伝達 5（自閉症カットオフ値＝ 3　自閉症スペクトラムカットオフ
　　値＝ 2）
　　相互的対人関係 8（自閉症カットオフ値＝ 6　自閉症スペクトラムカッ
　　トオフ値＝ 4）
　　意思伝達＋相互的対人関係　合計 13
　　　（自閉症カットオフ値＝ 10　自閉症スペクトラムカットオフ値＝ 7）
　　想像力／創造性 1, 常同行動と限局された興味 3（自閉症カットオフ値
　　＝ 10）
・ADI-R：（A）相互的対人関係の質的異常 24（自閉症カットオフ値＝ 8）
　　　　　（B）意思伝達の質的異常 14（自閉症カットオフ値＝ 7）
　　　　　（C）限定的・反復的・常同的行動様式 6（自閉症カットオフ値＝ 3）
　　　　　（D）生後 36 か月までの顕在化 4（自閉症カットオフ値＝ 1）
・CAADID：不注意症状　成人期 8, 小児期 9（6 つ以上の症状）
　　　　　　多動性―衝動性　成人期 2, 小児期 2（6 つ以上の症状）
　　　　　　診断基準を成人期・小児期ともに満たす　ADHD 不注意優勢型
・CAARS：C. 衝動性／情緒不安　D. 自己概念の問題　E. DSM-Ⅳ　不注意型
　　　　　G. DSM-Ⅳ総合 ADHD 症状　本人の T 得点 65 以上

　検査の結果から，知的水準に問題はありませんが，言語性 IQ に比較し
て動作性 IQ が有意に低いという特徴が明らかになりました。特に処理速
度が低く，ここから作業のプランニング，作業を迅速に行うことの不良が
うかがわれます。ADOS-2 の結果からは，意思伝達・相互的対人関係・
その両方がカットオフ値を超えていて，ASD の特徴があることが示され
ました。ADOS-2 の分類では，自閉症という判定になります。ADI-R の
結果も，4 領域全てがカットオフ値を超えており，これらの二つの診断・
評価のアセスメントの結果から，ASD が強く示唆されます。にもかかわ
らず，AQ の値はカットオフ値以下であることから，ASD 特性への自己
認識は不良と考えられます．また，CARDID や CARRS の結果から，

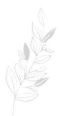

ADHD の不注意の特徴もあることがわかりました。

（2）A さんの Vineland-II 適応行動尺度の結果

　ここで，Vineland-II 適応行動尺度も紹介しておきましょう。A さん
は，Vineland-II 適応行動尺度（Vineland Adaptive Scale-Second Edition）
（Sparrow, Balla, & Cicchetti, 2005）という検査を他所で受けていました。
これは 0 歳から 92 歳までの適応行動を調べることができる，非常に有用
な検査です。現在，東大病院の発達障害検査入院プログラムでは Vine-
land-II 適応行動尺度は実施していませんが，将来の導入を検討していま
す。

　発達障害の支援の最終目標は日常生活の適応の向上にありますが，その
ためには現状の適応行動水準を把握しておくことが非常に重要です。通常，
知的機能と適応行動は正の相関を示しますが，発達障害のある場合，知的
水準から期待されるような適応行動が達成されていないことが明らかに
なっています。特に ASD では，適応スキルが知的機能よりもかなり下回
ることが多く，これは知的障害のない高機能の ASD の人にもあてはまり
ます。最も大きな能力の乖離は，社会性スキルと IQ の間に認められます。

　こうした点からも適応水準を調べることが重要であるといえます。ただ
し，最近まで日本には，広い年齢で使える，標準化された適応行動を測る
ための検査がありませんでした。ようやく 2014 年に，日本版 Vineland-
II 適応行動尺度が刊行されました。

　Vineland-II 適応行動尺度について少し解説していきます。検査内容は，
適応行動の「コミュニケーション」「日常生活スキル」「社会性」「運動ス
キル」4 領域と「不適応行動」で構成され，それぞれの領域に下位領域が
あります。その下位領域に，多くの質問が用意されており，適応行動を多
面的にとらえることができます。また，評定対象者の年齢によって実施し
ない領域および下位領域があります（表 4 - 1）。たとえば，「運動スキル
領域」は，評価対象者が 7 歳未満と 50 歳以上の場合実施する領域で，下

位領域の「読み書き」は評価対象者が3歳以上から,「家事」領域は1歳以上からそれぞれ実施可能です。また,問題行動を評価する「不適応行動領域」はオプションであり,3歳以上の対象者に関して,回答者の許可を得たうえで実施する領域です。「内在化問題」「外在化問題」「その他の問題」「重要事項」という領域があり,特に重大な不適応行動について評価する「重要事項」では,その強度に関しても重度,中等度の評定を行います。不適応行動の項目によって,青年期以降に顕在化する2次障害等の問題を把握することも可能です。

Vinland-Ⅱの適応行動総合点はWechsler知能検査のIQと同じシステムで算出されているため,IQとの比較が可能です。したがって,前述したように,発達障害,特に,ASDやADHDでは,知能水準から期待される適応行動の水準を大幅に下回ることが多いので,IQと比較できることには大きなメリットがあるのです。

適応行動総合点はWechsler系知能検査と同じで平均値100,標準偏差15で,各領域も同じです。下位領域では平均値15,標準偏差3のv-評価点が得られ,不適応行動についてもそれぞれの領域で平均値15,標準偏差3のv-評価点が得られます。

さて,AさんのVineland-Ⅱ適応行動尺度の結果は,図4-4に示されているとおりですが,前述のアセスメント結果と併せて検討してみましょう。まず,WAIS-Ⅲの知能検査と比較すると,AさんのIQは正常域にあり,言語性IQが動作性IQに比較して有意に高いという知的水準に比べて,適応行動総合点及び各領域の適応行動の得点が低いことがわかります。特にコミュニケーション領域と社会性領域の得点が低く,知能検査で測られる言語の能力は高いものの,実生活でのコミュニケーション能力には大きな課題があるということが明らかになりました。発達障害のある人には,会話をしたり人に自分の思うことを伝えたり聞いたりすることが苦手な人が多くいますが,Vineland-Ⅱ適応行動尺度と知能検査の比較によって,言語性IQと日常生活での通常のコミュニケーションに乖離があること

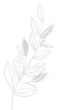

表4-1 Vineland-II適応行動尺度の領域と下位領域

セクション	領域	下位領域	項目数	対象年齢
適応行動	コミュニケーション	受容言語	20	0歳〜
		表出言語	54	0歳〜
		読み書き	25	3歳〜
	日常生活スキル	身辺自立	43	0歳〜
		家事	24	1歳〜
		地域生活	44	1歳〜
	社会性	対人関係	38	0歳〜
		遊びと余暇	31	0歳〜
		コーピング	30	1歳〜
	運動スキル	粗大運動	40	0歳〜6歳, 50歳〜
		微細運動	36	0歳〜6歳, 50歳〜
不適応行動	不適応行動	内在化	11	3歳〜
		外在化	10	3歳〜
		その他	15	3歳〜
		重要事項	14	3歳〜

37歳　男性　Aさん

WAIS-Ⅲ
FIQ107
VIQ119
PIQ 90

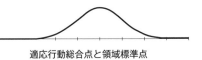

適応行動総合点と領域標準点

適応行動総合点　48
コミュニケーション　58
日常生活スキル　70
社会性　46

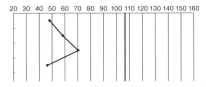

V 評価点

受容言語
表出言語
読み書き
身辺自立
家事
地域生活
対人関係
遊びと余暇
コーピング

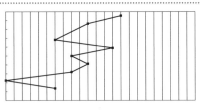

図4-4　Vineland-II適応行動尺度

を，数値として表すことができるのです。

　下位領域では，「受容言語」が平均域にある以外は，ほとんどの下位領域がやや低い水準で，「読み書き（新聞を読まない，事務的な手紙を書かない etc.)」「遊びの余暇（友人との外出等がない etc.)」「コーピング（危険を察知して近づかないなどが難しい etc.)」といった領域で特に低い結果がみられました。Vineland-Ⅱ適応行動尺度は，こうした低い領域で通過しなかった課題をみることにより，本人がこれから身に着けるとよいこと，支援者の介入が必要なことなど，支援の必要性とその短期目標の現実的なヒントを得ることができるので，この点でも有用な尺度であるといえます。

④-5　アセスメントの報告書について

　今まで述べてきた，発達障害に特化した検査や適応行動尺度では，現在のところ，WAIS-Ⅳ知能検査のように，患者への結果の表示についてのコンプライアンスは特になく，項目の内容やその得点や評価点を表示して説明をすることも問題はありません。ただし，ADI-R や ADOS-2 で，原著者のグループは，結果の数値を表示するよりも，実際の面接や行動観察から把握された所見を述べることを推奨しています。以下に，A さんのADI-R と ADOS-2 の報告書の例を示しています。あくまで，例であり，当然ながら，個々の患者に合わせて書いていくことが必要になります。また，支援については，他の情報も必要であり，今回は診断にかかわる報告書として例示しています。

（1）自閉症診断インタビュー改訂版（ADI-R）の報告書

　ADI-R（Autism Diagnostic Interview Revised）は自閉症スペクトラム障害（ASD）が疑われる小児や成人の発達上の特徴を総合的に把握するための，半構造化面接です。約 90 項目について，現在と過去の様子につ

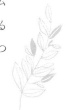

いて質問をさせて頂きました。回答者はお母様で, 実施は約 2 時間でした。以下のすべての領域で, ASD のカットオフ値を超えていました。各領域の特徴的な行動は以下の通りです。

● 相互的対人関係について

　対人関係を調節するために非言語的行動を使用することについては, 現在, 幼児期ともにアイコンタクトには問題はなく, 表情については, 幼児期には問題は感じたことがないが, 成長するにつれて乏しくなったと感じる。 表情が状況にあってないと感じたことはない。仲間関係については, 4 ～ 5 歳のころには他児と遊ぶことはなく, 一人で遊んでいることがほとんどだった。公園で知らない子がいると自分からよっていくことはなかったが, 相手が近づいてくるといっしょに遊んでいた。小学校・中学校ではいじめられていて, 友人はいなかった。現在も親友とよべる存在はない。喜びの共有については, 幼児期, トーマスのビデオを見ることが大好きだったが, それを共有しようとすることはなかった。それ以外に, レゴを組み立てたり, プラレールも好きだったが, できたものを母親に見せに来ることはなかった。最近は, 好きなものの見せてくれたり, 貸してくれることもある。家族の体調不良時には, 幼児から現在まで, 「大丈夫？」と尋ねるが, 実際的な手助けは思いつかないのか頼まない限りしてくれない。

● 意思伝達について

　言語の欠如または遅れや身ぶりについては, 言葉の発達については問題なく, よく話す子どもだった。うなづきや首ふりのジェスチャーも普通にあったが, ばいばいをするときに手のひらの表裏が逆だったのが気になった。自発的なごっこ遊びや模倣の欠如については, 親の真似などはほとんどしなかった, いないいないばあは喜んでいたが, 自分からやることはなく, 親がやるのを喜んで見ているだけだった, ごっこ遊びはトーマスの電車になりきって話をするふりをしていた。会話については, 社交的な会話

は今も少なく，自分の話したい興味のあることを一方的に話すことが多い。幼稚園の様子などを家で話したことがない。不適切な質問や発言については，悪気はないのだが，幼児の頃は女性に「太ってるね」「派手だね」と言ったり，お集まりや授業中に自分の聞きたい質問をし続けるため困ると，幼稚園や小学校で言われた。

● 興味や常同性について

没頭または限局した興味については，変わったものを集めたり興味を持つことはないが，幼少時から，電車が好きで現在も好きである。現在は，いろいろな電車を見たり乗ったりするために一人で旅行をすることもある。強迫行為や儀式については，子どものころから，わかっていることでも何度も確認してくることがあり，たとえば「明日，動物園行くんだよね？」といったことを一日中聞いてくるので，父親が質問は一回だけと叱ったこともある。反復的行動では，幼児期には，部屋の中をぐるぐる走ったり，トーマスのビデオを見ながら興奮するとピョンピョン跳んだりことがあった。感覚面では，つるつるした触覚が好きで，金属の円柱などを撫でるのを好んでいる。気温に鈍感で，衣服の調整ができない。

● 3歳前の状態について

産まれてすぐから，あまり寝ない子で育てるのが大変だった。10か月くらいの頃，いないいないばあをすると，楽しそうに見てはいるが，自分からやってくることはなかった。その頃，母方の祖母が週1回くらい来ていたが，なかなか慣れず，会うたびに大泣きしていた。12か月で，歩けるようになると，母親を確認することなく歩いたり走っていくため，何度も迷子になった。決まったぬいぐるみが嫌いで，それを見ると大泣きするので，隠しておく必要があった。

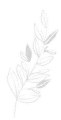

（2）ADOS-2 の報告書

ADOS-2 は，Autism Diagnostic Observation Schedule, Second Edition を略したもので，自閉スペクトラム症の診断・評価のゴールドスタンダードといわれている検査です。

実施時間は約 1 時間でした。A さんは ADOS 分類では，自閉症となりました。

● コミュニケーション（意思伝達）について

コミュニケーションの理解に関して大きな問題はなかった。表出面でも，文法的に正しく長い文で話すことができた。ただ，会話の中に，四字熟語を頻繁に入れたり，やや違和感のある話し方がみられた。一方的に話すことが多く，相手の知識に配慮して，出来事などを説明することには難しさがあった。例えば，最近，ひとり旅で行った福島県の温泉について話していたが，どのような経路で行ったのか，なんという温泉で，どのような楽しさがあったのかなどを検査者が理解できるように話すことはできなかった。検査者の経験や気持ちに興味を持って尋ねてくることは，ほとんどなかった。相槌や叙述的なジェスチャーは問題がなく，会話中に頻繁にみられた。強調的あるいは感情を示すジェスチャーはあったが，頻度は低かった。

● 相互的対人関係について

検査中，検査者の指示に従って真面目に課題に取り組んでおり，素直で真面目な性格がうかがわれた。会話時は視線が合うこともあったが，パズルや絵地図などの検査道具があると，そちらをじっと見つめていて検査者をみることはほとんどなかった。絵本を見ながらストーリーを作る課題では，絵本の登場人物の表情について「驚いている」「びっくりしている」と表現していたが，それ以外の感情を同定することは難しかった。現実生活でも，他者の表情に気づいたり感情を理解することに問題があると考え

られた。自分自身の感情の表現にも難しさがあり、喜びについては「ウキウキ」、不安については「ドキドキ」、悲しみについては「シクシク」と答え、感情を一般的に効果的に表現することはできなかった。対人関係の理解に関しては、友人とは自分を支えてくれる人と話し、相互的な信頼感について話すことはできなかった。中学校・高校でいじめられたことを、かなり時間をかけて話しており、友人も現実にはいないとのことだった。結婚や恋愛に関しても、対人関係を効果的に話すことはできなかった。

● 想像力やこだわりなどの行動面の特徴について

絵本では、事実のみを淡々と話し、情景を情緒豊かに語ったり、登場人物の感情を述べることはほとんどなかった。絵地図について話す課題では、最初指さしをしながら絵について説明し、その後、検査者が話題を変えて別の話題についてしばらくは会話したが、また、絵地図の内容について指差ししながら話し始めた。このことから、切り替えの悪さやこだわりがうかがわれた。また、休憩時間に出されたグッズを、最初と全く同じようにきちんと並べるこだわりも見られた。小物を使ったお話づくりでは、なかなかお話を考えることができず、15分経過後、「こういう問題苦手なんですよね」と言いながら、諦めた。感覚面では、休憩時間のグッズの手触りを一つ一つ確かめており、触覚への興味がうかがわれた。

（3）Conner's Adult ADHD Diagnostic Interview for DSM-IV™ (CAADID™) と Conners' Adult ADHD Rating Scale (CAARS™) の報告書

CAADID™（カーディッド）は、18歳以上の本人を対象とする半構造化面接で、小児期と現在の不注意症状と多動性—衝動性症状を調べることができる診断用の検査です。今回の所用時間は約1時間でした。また、その重症度を調べるCAARS™（カーズ）は、66問からなる質問紙で、本人と保護者の方に記入してもらい、現在の不注意症状と多動性—衝動性症状

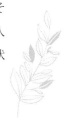

とその重症度を調べることができます。

　両検査の結果から，不注意優勢型の ADHD であり，日常生活での問題や自信喪失などが起こっていると考えられました。

● 不注意症状（CAADID™）

基準 A：症状の判断基準

a) 不注意ミス　成人期：仕事でのミスが多く，上司からよく注意される。以前は，常勤の仕事をそれで辞めさせられたと思う。　小児期：算数のテストで難しい問題はできるのに，ケアレスミスをして良い成績が取れなかった。

b) 注意の持続が困難　成人期：仕事や掃除などしていると，ボーとしてしまうことがある。好きなことをしていると大丈夫だが。　小児期：授業中，ぼんやりして外を眺めていて担任からよく叱られた。

c) 話を聞いていない　成人期：自分では聞いているつもりなのに，聞いていないと言われる。ただ，指示通りにできないことも多く，聞いていないのかと思う。　小児期：宿題をやっていくと人と違うことをやっていることがよくあった。やはり担任のいうことを聞いていなかったのだと思う。

d) 指示に従えない，最後までやり通せない　成人期：仕事では指示通りにできないことがある。家でも，手伝いとかは途中でやめてしまうこともある。　小児期：聞いていないせいか，指示通りにできなかったり，宿題も時々できないまま提出した。

e) 順序立てることが困難　成人期：仕事の計画を考えるのは好きだが，結局その通りにできない。　小児期：計画をするのは好きだったが，その通りできなかった。

f) 精神的努力を要する課題を避ける　成人期：嫌なことは先延ばしにする。　小児期：夏休みの宿題など最後までほっておいて，いつも困っていた。

g) 物をなくす　成人期：なくし物はほとんどしなくなった。　小児期：なんでもよくなくした。消しゴムや鉛筆は1週間くらいで筆入れから消える感じだった。10歳頃に，買ったばかりのトレーナーをなくして，ひどく母親に叱られたことがある。

h) 注意散漫　成人期：音や動くものがあると，つい注意がそれてしまう。　小児期：外ばかり見ているので，担任の近くの前の席に座らせられていた。注意散漫だったのだと思う。

i) 忘れっぽい　成人期：スマートホンの機能を使えるようになって，約束などを忘れることはなくなった。小児期：忘れ物が多くて，クラスで忘れ物王と言われていた。

不注意症状について，成人期は8つの症状，小児期は9つの症状
[基準B：発症年齢] 6歳　[基準C：症状の広汎性] 小児期は学校，家庭。成人期は職場，家庭。

● 多動性—衝動性（CAADID）

基準A：症状の判断基準

a) 手足をそわそわと動かし，落ち着かない　成人期：座っていても，手足をよく動かす，貧乏ゆすりが多いと思う。小児期：座ってはいたが，椅子を揺らしたり後ろによく転んでいた。

b) 座っていることが難しい　成人期：なし　小児期：なし

c) 走り回る，落ち着かない　成人期：なし　小児期：なし

d) 静かな活動が苦手　成人期：なし　小児期：なし

e) あちこち動き回る／エンジンで動かされているように活動的　成人期：なし　小児期：なし

f) しゃべりすぎる　成人期：家族にはよくしゃべる。特に母親に仕事の不満や好きな電車の話をよくしゃべっている。　小児期：授業中のおしゃべりが酷く，よく叱られた。

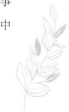

g）出し抜けに答える　成人期：なし　小児期：授業中，手を挙げずに答えて，よく注意された。

h）順番を待つことが困難　成人期：なし　小児期：なし

i）邪魔をする，または出しゃばる　成人期：なし　小児期：授業中，質問ばかりして担任に嫌がられていた。

多動性―衝動性症状について，成人期は2つの症状，小児期は4つの症状
[基準B：発症年齢] 6歳　[基準C：症状の広汎性] 小児期は学校，家庭。
成人期は職場，家庭。
[基準D：障害の程度] 中等度の障害
[基準E：診断基準] ADHD 不注意優勢型

● CAARS

　本人とお母様に回答いただきました。お二人の回答の結果は共通しており，以下が高くなっていますが，T得点としてはお母様の方が高く，問題を強く感じていると考えられます。

C　衝動性/情緒不安定　　　D　自己概念の問題
E　DSM-Ⅳ不注意型　　　G　DSM-Ⅳ総合 ADHD 症状
総合的にみると，ADHD の不注意症状がみられ，また，その結果として，情緒不安や自己概念（自信喪失）などが起こっていると考えられる。

Session 4　まとめ

　このセッションでは，発達障害検査入院プログラムの中で用いている発達障害に特化した検査について解説してきました。発達障害検査入院プログラムでは，現在，自閉スペクトラム症（Autism Spectrum Disorder; ASD）については AQ と ADI-R，ADOS-2 を用い，注意欠如多動症（Attention Deficit Hyper Activity；ADHD）については，CAARS と CAADID を用いています。これらのアセスメント・ツールは診断基準の DSM に準拠しています。また，ADI-R と ADOS-2 は，ASD の診断・評価のゴールドスタンダードと言われ，相補的に現在と過去の症状の情報を収集できるようになっています。CAADID では，小児期と成人期両方の症状の情報を収集できます。診断に役立つだけでなく支援にも役立つ詳細な情報を得ることができます。患者の症状によっては，これ以外に SLD や DCD の特徴を調べる必要もでてくると考えられます。発達障害の特性は，こうした各発達障害に合わせたアセスメント・ツールを用いなければ正確には把握することができません。こうしたツールは日本での開発が遅れ，普及しているとは言い難い現状ですが，1 日も早く日本で広く使われるようになることが望まれます。

Session ④ 発達障害に特化した検査

🌿 文献 🌿

Baron-Cohen, S., Wheelwright, S., Skinner, R., Martin, J., & Clubley, E. (2001). The autism-spectrum quotient (AQ)：evidence from Asperger syndrome/high-functioning autism, males and females, scientists and mathematicians. J Autism Dev Disord, 31 (1), 5-17.

Conners, C. K., Erhardt, D., & Sparrow, E. (1998). Conners' Adult ADHD Rating Scale. Tront：Multi-Health Systems Inc.

Corsello, C., Hus, V., Pickles, A., Risi, S., Cook, E. H., Jr., Leventhal, B. L., & Lord, C. (2007). Between a ROC and a hard place：decision making and making decisions about using the SCQ. J Child Psychol Psychiatry, 48 (9), 932-940. doi：10.1111/j.1469-7610.2007.01762.x

DiLavore, P. C., Lord, C., & Rutter, M. (1995). The pre-linguistic autism diagnostic observation

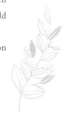

schedule. J Autism Dev Disord, 25 (4), 355-379.

Epstein, J., Johnson, D. E., & Conners, C.K. (2001). Conners' Adult ADHD Diagnostic Interview for DSM-IV™. Tront : Multi-Health Systems Inc.

Gotham, K., Pickles, A., & Lord, C. (2009). Standardizing ADOS scores for a measure of severity in autism spectrum disorders. J Autism Dev Disord, 39 (5), 693-705. doi : 10.1007/s10803-008-0674-3

Gotham, K., Risi, S., Dawson, G., Tager-Flusberg, H., Joseph, R., Carter, A., . . . Lord, C. (2008). A replication of the Autism Diagnostic Observation Schedule (ADOS) revised algorithms. J Am Acad Child Adolesc Psychiatry, 47 (6), 642-651. doi : 10.1097/CHI.0b013e31816bffb7

Gotham, K., Risi, S., Pickles, A., & Lord, C. (2007). The Autism Diagnostic Observation Schedule : revised algorithms for improved diagnostic validity. J Autism Dev Disord, 37 (4), 613-627. doi : 10.1007/s10803-006-0280-1

Hus, V., & Lord, C. (2014). The autism diagnostic observation schedule, module 4 : revised algorithm and standardized severity scores. Journal of autism and developmental disorders, 44 (8), 1996-2012.

Kessler, R. C., Adler, L., Ames, M., Demler, O., Faraone, S., Hiripi, E., . . . Spencer, T. (2005). The World Health Organization Adult ADHD Self-Report Scale (ASRS) : a short screening scale for use in the general population. Psychol Med, 35 (2), 245-256.

Kurita, H., Koyama, T., & Osada, H. (2005). Autism-Spectrum Quotient-Japanese version and its short forms for screening normally intelligent persons with pervasive developmental disorders. Psychiatry Clin Neurosci, 59 (4), 490-496. doi : 10.1111/j.1440-1819.2005.01403.x

Le Couteur, A., Rutter, M., Lord, C., Rios, P., Robertson, S., Holdgrafer, M., & McLennan, J. (1989). Autism diagnostic interview : a standardized investigator-based instrument. J Autism Dev Disord, 19 (3), 363-387.

Lord, C., Risi, S., Lambrecht, L., Cook Jr, E. H., Leventhal, B. L., DiLavore, P. C., . . . Rutter, M. (2000). The Autism Diagnostic Observation Schedule—Generic : A standard measure of social and communication deficits associated with the spectrum of autism. J Autism Dev Disord, 30 (3), 205-223.

Lord, C., Rutter, M., DiLavore, P., Risi, S., Gotham, K., & Bishop, S. (2012). Autism Diagnostic Observation Schedule- 2nd Edition. Los Angeles, CA : Western Psychological Services.

Lord, C., Rutter, M., Goode, S., Heemsbergen, J., Jordan, H., Mawhood, L., & Schopler, E. (1989). Autism diagnostic observation schedule : a standardized observation of communicative and social behavior. J Autism Dev Disord, 19 (2), 185-212.

Rutter, M., Bailey, A., & Lord, C. (2003). The social communication questionnaire : Manual. Los Angeles, CA : Western Psychological Services.

Schopler, E., Van Bourgondien, M., Wellman, J., & Love, S. (2010). Childhood autism rating scale— Second edition (CARS2) : Manual. Los Angeles : Western Psychological Services.

Sparrow, S. S., Balla, D. A., & Cicchetti, D. V. (2005). Vineland-II adaptive behavior scales : AGS Publishing.

Wakabayashi, A., Baron-Cohen, S., Wheelwright, S., & Tojo, Y. (2006). The Autism-Spectrum Quotient (AQ) in Japan : A cross-cultural comparison. J Autism Dev Disord, 36 (2), 263-270. doi : 10.1007/ s10803-005-0061-2

Wing, L., Leekam, S. R., Libby, S. J., Gould, J., & Larcombe, M. (2002). The diagnostic interview for social and communication disorders : Background, inter‐rater reliability and clinical use. Journal of child psychology and psychiatry, 43 (3), 307-325.

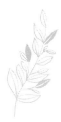

····· Session ⑤ ·····

成人の発達障害の支援

就労のための特性理解

東京大学医学部附属病院 児童精神医学・精神医学 助教

江里口陽介

　この研修会にご参加の方の多くは，一般の精神科臨床など大人の方と多く出会う現場で働いていらっしゃるのではないかと思います。日々の臨床の中で，発達障害かも……と気になった患者さんがいて，その診断や治療について学ぶために研修会に参加してくださった方も多いでしょう。

　私達は児童思春期のこころの問題と，大人の発達障害を中心に診療していますが，大人の発達障害の診断や治療には，子どもの発達障害とは異なる難しさがあることを実感します。

⑤-1 臨床で出会う発達障害

　まずそこで，それぞれの患者さんの間でどのような点が異なるのかを，経験や先行研究（青木，村上）をもとにまとめました。

・言葉の発達が遅い・集団になじめない・落ち着きがない等，発達障害の中核症状を主訴として受診する
・幼少時より明らかな発達特性をみとめる
・そもそも特定の発達障害が疑われて，受診することが多い
・幼少時の発達歴の詳細がわかる
・大抵母親が診察の場に同伴する
・幼稚園 / 保育園や小学校からの情報も得られる
・幼少期の本人を直接観察できる

児童思春期精神科で遭遇する発達障害は診断がつけやすい。

・気分の落ち込み・仕事上の失敗・不安など，二次障害を主訴に受診する
・児童期には発達特性が目立たなかった
・昔のことなので，保護者が発達歴の詳細を憶えていない
　（「普通だったと思います」）
・家族関係に葛藤が強く，親とは音信不通のこともある
・発達歴の詳細不明なまま，暫定的に診断をつける必要に迫られる

実は（成人の）精神科を受診する人の方が，診断は遙かに難しい。

（『大人の発達障害を診るということ』より）

児童思春期精神科では，幼少期の本人を直接観察できるし，そもそも発達障害を疑われて受診することが多いので，診断がつけやすいです。一方，大人の精神科を受診する人の場合，発達歴がわからないことも多く，暫定的な診断で治療を開始する必要に迫られます。しかし適切な治療を開始すれば，立ちどころに症状が改善することもあります。

　ここで一般臨床で出会う患者さんのうち，発達障害を示唆する特徴について考えてみます。

一般臨床で出会う発達障害の特徴

- 通常のうつ病の治療（服薬と休養）が効かず，休職期間が長い
- 仕事が続かず，職を転々としている
- 休職の前に対人トラブルがある
- 業務内容の強い苦痛を訴えるが，共感できない
- 「軽躁」状態の既往があり，Ⅱ型双極性障害と診断されている
- 家族関係に葛藤がある。
- 頻繁な診察キャンセル・遅刻
- なぜかお金がない
- キャリアに一貫性がない
- 検査など。生物学的な所見にこだわる

　上に述べたのは主に自閉スペクトラム症（ASD）の人の特徴ですが，注意欠如・多動症（ADHD）の人の特徴も混じっています。後述しますが，発達障害の患者さんのうつ状態に対しては環境調整が必要なことが多く，漫然と服薬や休養をしていても改善が得られません。対人トラブル・業務内容への苦痛などから転職を繰り返しがちで，特に業務内容への不満は，音や匂いが気になるなど，周囲には少し共感しにくい内容であることもあります。転職を繰り返した結果，本人の希望や信念がわかりにくいキャリアとなる人もいます。

　気分の波が大きく，Ⅱ型双極性障害と診断されている人は多くみられます。

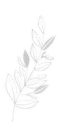

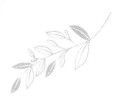

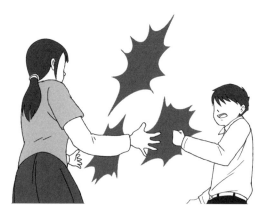

　家族間で強い葛藤を抱えている方もいて，発達歴や幼少時の様子が本人の供述を通して得られる情報に限定されることも多いです。発達障害の特性のある子どもが，親からすると育てづらく，虐待を受けることもあります。親御さんの方に発達障害の特性があって，上手に子育てできなかったというケースもあります。また発達障害の特性から，叱責されたり叩かれたりした記憶が残りやすく，自分の親を強く憎んでしまう人もいます。白黒思考のためか，親子が歩み寄って和解できないことも多いです。

　現時点，発達障害は生物学的な方法で診断する方法は確立されていませんが，「科学的な方法で診断・治療を受けたい」という希望から，ドクターショッピングを繰り返す人もいます。一般的に確立されたわけではない検査法や治療を求めて大金を支払ったり，外国の医療機関に行く方もいます。

　こうした人に出会ったら，成人の発達障害を疑う必要があるかもしれません。

❺-2 診断告知

（1）告知の必要性

　発達障害の治療では，その人の持つ長所を育み，活かし，苦手なところを上手に補うことが基本的な指針となります。発達障害の当事者が自身への理解を深めなければ，真の自立はありえません。診断告知は心理教育の中核をなすものです。

（2）自尊感情を高める診断告知

　以上のような特徴をふまえて，包括的な評価をして診断ということになりますが，実際に告知をする際にはどのようなことに配慮し，どのような手順を踏むのでしょうか。

　その前にまず，告知をご本人が受け止めることに大きく影響する，発達障害と自尊感情の関係についてお話しします。

発達障害と自尊感情	
ASD	**ADHD**
・失敗体験が多い（できないことが多い，良かれと思ってしたことで叱られるなど） ・友人などからからかわれたり，バカにされたりする経験が続く ・友人など他者と比較され，他者よりできないことを実感させられる機会が多い ・教師や大人から叱られたり注意されたりする	・注意・集中できない ・周りにあわせて注意や行動を調整できない ・学習面でのつまづき ・交友関係もうまくいかない

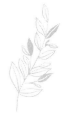

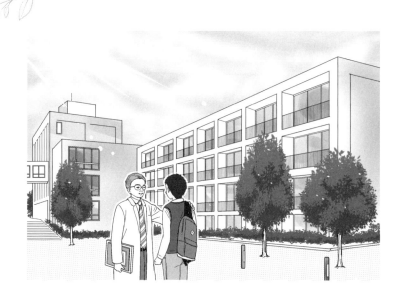

　ASD・ADHD いずれも学校や家庭で叱られる機会が多く，同年代の他の子と比べて失敗を多く経験しがちであるため，発達障害のある人は自尊感情が損なわれがちです。

　したがって，診断告知は自尊感情を高めるような方法で行います。単に診断名を伝えるだけでは，心理教育としては不十分です。患者さん本人に調べてもらうことも非常に大事ですが，私達の治療者としてのメッセージは確実に伝えるようにしています。患者さんの短所も，見方を変えれば大抵長所になります。診断告知の際に限らず，患者さんの良いところを普段から認め，伝えていくのが重要です。長所をしっかりと認めれば，その後長くにわたって関係が壊れにくくなります。

（3）診断告知に役立つ発達障害特性の長所

　では，どのようなところをほめるのがいいのか。ASD の人や ADHD の人の長所を知っておくと，上手にほめることができます。以下は一例です。

ASD の長所	
コミュニケーション	**こだわり・切り替え・感覚**
・常識に捉われない自由な発想，独特の感性 ・素直で正直 ・裏表がない ・自分から人をいじめない ・差別や贔屓しない ・ブレない ・流されにくい ・行動力がある ・聞き上手になれる	・作業を正確に緻密にこなせる ・見通しが立っていると実力が出せる ・決まりやルールや秩序を守り，正義感が強い ・他の人が無視するルールもきちんと守る生真面目さがある ・ルールに詳しい ・細かい違いによく気がつく ・博識で学習意欲が旺盛 ・空間認知が得意

ADHD の長所	
コミュニケーション	**多動・衝動性**
・好奇心旺盛で色々なことに関心を持つ ・細かいことを気にせず，おおらか ・過去のことを根に持たず，水に流せる ・独特の感性やひらめきがある ・新しい情報を敏感にキャッチする ・常識に捉われない世界観や想像力がある ・素直で裏表がない	・活動的でエネルギッシュ ・思い立ったらすぐに行動する ・新しいことに挑戦する ・物怖じしない大胆さがある ・いざという時に力を発揮する ・人懐こい ・天真爛漫で人を惹きつける魅力がある ・不測の事態を楽しめる ・変化や新しいものを好む ・新しい場所にもすぐに馴染める ・博識で学習意欲が旺盛 ・空間認知が得意

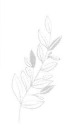

発達障害に限らず，短所は見方を変えると長所になります。折に触れて
それを認めると，「わかってもらえた」という安心感をもってもらえます。

（4）診断・告知の工夫

　診断告知に際しては，まず告知の内容はなるべくスライドにまとめるか，
印刷物にして視覚的に提示します。患者さん本人にも一緒にそれを見ても
らいながら，説明します。ご本人はどのように自己を認識しているのか，
確認しながら伝えます。「自分は発達障害じゃない」と考えていたり，明
らかに自閉症特性の方が強い方が，自分を ADHD と自己診断をしている
こともよくあります。そのため「自己診断」を確認しますが，それが私達
が伝える診断と異なったものであっても，もちろん頭ごなしの否定はしま
せん。
　診断を告知して，最後にはまとめとして治療方針の原則を説明します。
発達障害を「治す」のではなく，苦手なところを補ったり，患者さん本人
の特性を活かして幸せな生活を送ることが目標，としっかり伝えます。

（5）診断・告知への反応

　では，患者さんご本人はどのように告知を受け止めるのでしょうか。

「自分が怠けていたわけじゃないことがわかって，よかった。」
「長らく抱いていた違和感の理由がわかって，安心した。」
「明日からの生活に役立てていきたい。」

というように，おおむね好意的に受け止めてもらえます。ASD は「自閉
症スペクトラム」というくらいで，白黒で診断をつけることはできません。
しかし，あえて白黒はっきりと診断を伝えたほうが，ASD の患者さんに
は安心感をもたらします。
　一方で，中には ASD の診断を否定してもらいたい，という動機で受診

する人もいます。

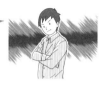

「私は人の気持ちがわかるし，臨機応変に振る舞えます。」
「私にこだわりなんてありません！」

というふうに告知しても納得せず，自分が ASD には該当しない，と力説
し始める方もいます。その後 Second opinion を求めてドクターショッピ
ングをすることもあります。あくまで私達の経験の範囲ですが，ADHD
の診断告知にあたって，告知に納得せず反論する人は，あまりいません。
自分の特性に気づきにくい，という特性の他にも ASD の診断への否定的
な先入観（stigma）があるのではないかと考えます。

❺-3 治療・支援

（1）支援の前に確認しておくこと

　日ごろの診察は非常に重要です。病気や障害に関わることだけでなく，
その人の人となりに関わるような情報が，治療方針を立案する上で役立ち
ます。次のようなことは最低限おさえておきます。

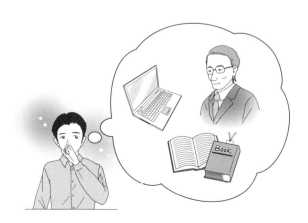

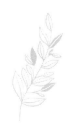

本人なりにうまく勤められた職場はどういうとこ
ろかを確認しておきましょう。今の仕事が本人に
とって辛いものだとしても，これまで本人なりに，
他のところに比べればうまく勤められた職場とい
うのがあります。その職場の仕事内容や作業がど
のようなものかを確認しておくことは，大変重要
です。私達が経験した患者さんには，食品工場の
ライン，荷物の配送，薬品の分析などがすごく合っ
ていたという方がいました。

生活歴：仕事内容

職場に加えて，ご本人がのびのびと生活できた環
境について，学校なら先生はどういう人でどのよ
うな指導をしていたのか，友人はどのような人が
多かったのか，クラスはどんな感じだったのかも
大切な情報です。相性が良かった学校・職場・仕
事内容は，今後患者さん本人が，安定して働ける
場所についてのヒントとなります。

うまくいった仕事内容や学校

普段からの理解者であり，困ったときの支援者に
なる人たちなので，こうしたサポーターがいるか
どうかも聴いておきましょう。

家族や友人

> 何が好きなのかは，どのようなストレス対処法を
> もっているのかについての貴重な情報です。

趣味・娯楽

（2）治療の基本方針

　支援と並行して治療も行っていきますが，発達障害の人に多く併発する
適応障害や抑うつについては，わたしたちが定型発達の成人のうつ病に対
して行うアプローチが有効ではありません。ここでは笠原嘉先生が提唱さ
れた「笠原の小精神療法」と発達障害患者さんの抑うつ（操作的診断基準

表5－1　「笠原の小精神療法」と発達障害の併存症へのアプローチ

	笠原の小精神療法	発達障害の抑うつ
a	「病気である」ことを医療者が確認する 「なまけ」でないことを認める	病気ではないので，治すことは目標としない 自分の特性とうまくつきあう
b	できるだけ心理的休養のとれる体勢をとら せる 心理的休養のためには平素の仕事場から離 れる必要がある 休養できないとしたら，できるだけ業務量 を減らす	漫然とした休養では改善しない 業務量の減少ではなく，異動・転職 本人に合った業務を探す(仕事の質を変える)
c	薬の有用性を説く 投薬によって起こり得る不快な副作用を教 える	薬はあまり効果ない 生活リズムを整え，イライラを鎮める
d	予測できる治療の時点を（完治まで多分 6カ月はかかると）はっきりと明言する	治癒までの期間は，環境調整次第 たいてい長い時間かかる
e	治療中自殺しないことを誓わせる	自殺のリスクは高い
f	治療終了まで人生に関わる大問題（退職， 転居など）について決定を延期させる	治療に長い時間を必要とするので，重大な決 断に迫られることもある
g	治療中一進一退のあることを教える 多くの病気はその快癒期に三寒四温がある ・喜　憂するな 気分や症状の良し悪しは2週間単位くらい で量る	治療効果の積み重ねが起こりにくい 気分の問題が身体に現れやすい 症状の変化を自覚していない 一日の中でも気分の浮き沈みがある

Session **❺**　成人の発達障害の支援

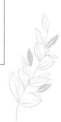

では適応障害に該当することが多い）とを比較することで，発達障害の方の併存症にはどのようにアプローチするのがよいのか，みていきたいと思います。

　通常のうつ病に対しては，まず（a）病気であることを伝え，なまけではないことを認め（b）休養を取ってもらいます。そして（c）薬を飲むことを説明して（f）治療中は退職や転居などの大きな決定を延期させるなどをするというのが，主な方針です。これに対して，発達障害の人の適応障害や抑うつについては，まず病気を治すという目標ではなく，認知のスキルを獲得して本人に合った環境で生活する，つまり「自分自身とうまく付き合う」ことを目標にします。したがって，薬は補助的なものになり，漫然とした休養では改善しません。また，仕事については業務量や時間を減らすといった量的な対応ではなく，職場内での異動や転職など本人に合った仕事を見つけるという「質的」な対応が必要になります。

　また抑うつの経過中に発達障害のある人の自殺のリスクは高く，タイミングの予測が困難です。成人の発達障害の診断・治療には自殺予防の観点からも，深い理解が求められます。

治療の基本方針のまとめ

1　本人に合った環境を提供し，目標を設定する
2　本人に合った作業内容とする
3　支援付き自立が目標：支援を通じて，自分でできる（余計な負荷・失敗体験を減らし，自己効力感・自己肯定感を育む）
4　社会参加を意識する（見よう見まねは苦手）
　☆ ASD/ADHD の診断名によらず，基本的な支援の方針は共通することが多い。

（3）支援の実際—職場へのアドバイス

●〈どのような職場でも効果のある方法：構造化〉

　ここまでの内容を踏まえつつ，具体的な支援の方法についてお話ししていきます。その前に，まずはどのような職場でも共通してできる〈構造化〉という方法についてご紹介します。発達障害の人が作業をする環境を整えるには，この構造化が非常に有効です。これは場所・時間・活動の内容や状況を視覚的に理解を促すための配慮です。

〈構造化の例〉

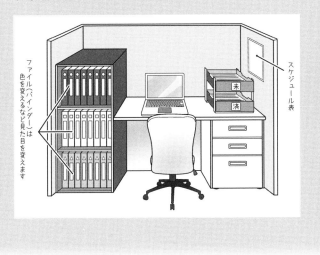

空間的構造化

・活動に応じて場所を変える

・余計な視覚的刺激から保護する

・仕事場の机の周りを区切る

ファイル（バインダー）は色を変えるなど見た目を変えます

スケジュール表

未

済

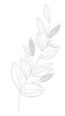

時間的構造化

・時刻を基準に予定を決める
・時間の流れを視覚的に提示し，見通しを伝える
・作業に実際に必要な時間を計測
・メールは時間を決めて返信

【月～水】
◆１０：００～１２：００　設計書読み合わせ（Ａ１０２）
　　☆昼休憩　６０分
○１３：００～１４：２０　コーディング
　　☆小休憩　１０分
○１４：３０～１５：５５　コーディング
　　☆小休憩　１０分
●１６：００～１７：２５　エラーチェック①
　　☆小休憩　５分
◎１７：３０～１８：３０　設計

【木・金】
◇１０：００～１２：００　ユーザー打ち合わせ（Ｂ２０５）
　　☆昼休憩　６０分
○１３：００～１４：２０　テスト
　　☆小休憩　１０分
○１４：３０～１５：５５　テスト
　　☆小休憩　１０分
●１６：００～１７：２５　エラーチェック②
　　☆小休憩　５分
◎１７：３０～１８：３０　設計

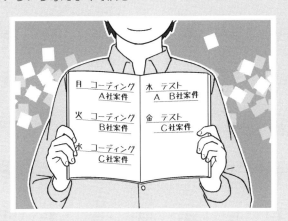

この中では，特に時間の見積もりが苦手な方が多いので，支援者の方はそこに注意してサポートしていただければと思います。ここで挙げた構造化により，発達障害の特性のない人にとっても働きやすい環境を作ることができます。

ここからは，発達障害の人の就労支援に特化した企業である LITALI-CO さんや Kaien さんがお勧めしている「職場での工夫」について，少し改変して紹介していきます。

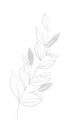

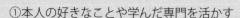

職場へのアドバイス

①本人の好きなことや学んだ専門を活かす
②マニュアルを作成する
③本人流をみとめる
④エチケットやマナーは明示する
⑤物の置き場所を決めて，現状復帰を徹底する
⑥優先順位を一緒に考える
⑦スモールステップで目標を立てる

①本人の好きなことや学んだ専門を活かす

　基本的に発達障害の人は，ジェネラリストよりもスペシャリストのほうが向いていると言われております。ジェネラリストだと，苦手なことにも取り組む必要があり，対人的な折衝が仕事の中心となり，他の人の都合に合わせる場面が増えます。したがって，その人の好きなことや専門分野を強みにして，苦手なことに無理にチャレンジするのではなく，得意分野を伸ばす方向で考えたほうがよいでしょう。

　たとえて言うと，ジェネラリストというのは「町の食堂」で，スペシャリストはお寿司屋さんとかラーメン屋さんといった「専門店」ということになるでしょう。

　しかし，日本の大企業ではジェネラリスト育成の傾向が強いそうです。日本の場合，個人の職業志向性に関係なく，数年に一度はローテーションを行いながら，様々な部署で経験を積ませて「なんでも屋」を育てようとします。一方，欧米ではスペシャリスト志向が強いそうです。

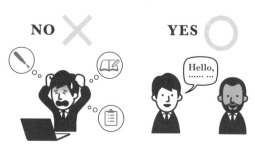

②マニュアルを作成する（作業の指示のしかた）

　仕事の説明をするときは，マニュアルなどを作成して，ゆっくり説明するのがいいでしょう。ASDの人には視覚優位の人もいますし，マニュアルは作業の構造化とも関係します。また，指示をするときは，発達障害の人では聴き取りが苦手な人もいるので，大事な話はあらかじめメモに取って欲しいことを伝えたり，メモが苦手な人には，要点をこちらで書いて渡すなどしたほうが記憶に残りやすいと思います。いずれにしても，口頭指示よりは，メールでの指示など，記録が残り後で見返せるほうが望ましいといえます。

Good!

メール

メモ

マニュアル

　マニュアルができて作業が明確になれば，一般社員の方にとっても仕事がしやすくなります。

③本人流をみとめる

　自分独自の方法で結果を出せる人もいるので，その人のやり方を尊重しましょう。例えばADHDの人だと特に，コツコツと努力を継続するよりも，火事場の馬鹿力で帳尻を合わせる人も多いです。ホウレンソウと結果さえ問題なければ，本人のしたいようにさせて，周囲と同じやり方でやらせようということに，あまりこだわりにこだわらないほうがいいでしょう。

④エチケットやマナーは明示する

　人と人の間の暗黙のルールを理解することが苦手だったりするので，エチケットやマナーもマニュアルのように明示して伝えましょう。たとえば，人間関係を良くするちょっとした一言，「すみません」「どうぞ」「ありがとう」「楽しかったね」といった言葉や，毎日挨拶をすることができるようにするのは大事です。また，正直なコメントや評価よりも，褒めるよう

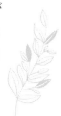

にするほうがよいことも伝えます。理屈に納得できれば，気をつけるようになるので，本人が察するのを求めるよりも，丁寧に教えましょう。

⑤物の置き場所を決めて，原状復帰

自分で置き場所を考えたり，収納スペースを作るのは苦手なので，「定物定位」を徹底しましょう。散らかってしまったら得意な人に片づけてもらって，その様子を写真に撮り，また散らかったら写真のとおりに原状復帰するというふうにしましょう。整理が苦手な人に「ちゃんと片付けて！」と言ったところで無駄です。片付けスキルについては，当事者の方が執筆された優れた書籍があるので，紹介しておきます。『発達障害の人の「片づけスキル」を伸ばす本』（講談社，2018）。

⑥優先順位を考える

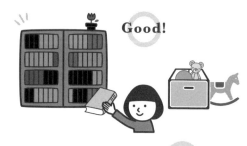

発達障害の人は作業の段取りをつけ，見通しをもつことに課題があり，優先順位をまちがえることもあるので，作業の優先順位は一緒に考えてください。今日中にやらなければいけないこと・明日まで・今月中など，緊急性を見極めて，どの作業を先にするのかを伝えてください。そして，仕事を依頼するときには，「これは午後までに」とか「Aを明日までに片づけてBは今月中に」など，仕事の緊急性・優先度も一緒に伝えるようにしましょう。

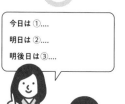

⑦スモールステップの目標

目標を小刻みに立てるということが苦手な方も多く，あまり現実的でない計画を立ててしまう人もいます。壮大な目標を立てるのではなく，小さ

な目標を一つずつクリアしていくための配慮が必要になります。

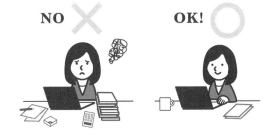

（4）支援の実際―仕事から離れた時間

つぎは仕事から離れた時間についてのアドバイスです。

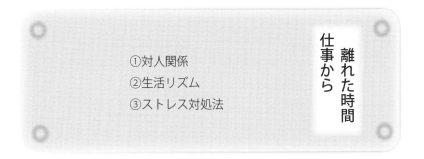

①対人関係
②生活リズム
③ストレス対処法

仕事から
離れた時間

①対人関係

安心できる付き合いを重視して，付き合いの幅は無理に広げないように
しましょう。人間関係も，趣味を中心とした人付き合いにします。最近で
は，SNSなどで同じ趣味の人とすぐに出会えるようになったので，交流
の機会を広げてくれると思います。電車が好きなら撮り・乗り鉄はお勧め
ですし，アニメが好きならコミケに参加すると「同好の士」と交流するこ
とができます。実際多数のフォロアーがいる子どももいます。

学校で出会う子には，同じ地域に生活している・年齢が近いという共通
点がありますが，その中に親友が見つからなくても，同じ趣味の友人を
SNSなどで見つけられることは素晴らしいことです。もちろん相手の素

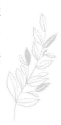

性がわかりにくいなど，従来型の出会いとは違ったリスクもありますが，リスクを理解した上で，利用していくのがよいでしょう。

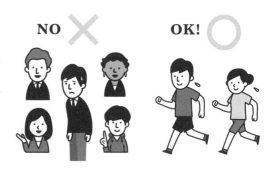

②生活リズム

発達障害のある人は，生活リズムが乱れがちです。特に興味や趣味，スマホやオンラインゲームに熱中しすぎてリズムをくずさないように，時間の使い

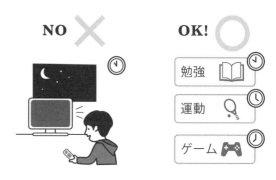

方の計画を，援助者の人と一緒に立てることが重要です。規則的な食事・睡眠の重要性を学び，二次的に健康の問題が起こるのを防ぎましょう。元々寝つきが悪い人もいるので，必要に応じて薬を用いて，リズムを整えましょう。

③ストレス対処法

仕事や人間関係のストレスをため込んでいるのに気づかなかったり，気分の切り替えのしかたがわからないということもあります。そこで，気持ちを切り替える・リラックスする方法を，一緒にリスト化してください。なんとなく気持ちがすっきりしないときは，深呼吸・ストレッチ・音楽・電車・イラスト・アロマ・入浴など，リラクゼーションになる方法をいくつかストックしておきます。

それから，人に怒られたこと，嫌なことを思い出して，イライラ・自傷したくなることがあったら，布団をなぐる，梱包材をつぶすといった，害のない破壊をする方法を教えてあげましょう。

（5）支援の実際―金銭管理のアドバイス

　発達障害の人の中にはお金の管理が苦手で，自己破産に至る人もいます。そのため金銭管理のアドバイスが必要になることもあります。

金銭管理のアドバイス

貯金の計画を立てる
予定にない物は買わない
課金制のゲームはやめる
要らない物は断る
定期的に要らない物を捨てる
クレジットカードなど買い物を手軽にするカードを捨てる
通信費を節約する
タバコもやめる

　携帯電話などの通信費も，貯金のためには見直す必要があります。例えば通信料の安いプランに変更したり，通信端末の回線数を減らしたりすることも検討します。

（6）支援の実際―薬物療法
① ASD の薬物療法

　薬物療法は治療の中心となるものではありませんが，イライラ・攻撃性・こだわりには抗精神病薬のリスペリドン，アリピプラゾールの有効性が示されています。メチルフェニデート・アトモキセチン・グアンファシンなど，ADHD の治療薬が投与されることもありますが，一般的には ASD 特性を伴わない ADHD の人への有効性と比べると弱めで，その割に副作

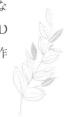

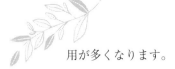

用が多くなります。

② ADHD の薬物療法

　ADHD と ASD が合併している人の場合，ADHD の特性のほうが強い
と効果はよく表れますが，ASD の特性のほうが強いと，効果が出にくい
わりに副作用が出やすいということがあります（Simonoff, 2013）。また，
薬物療法の前に身長・体重・血圧・心電図・心血管イベントの家族歴を確
認することが必要です。

　効果についてはご本人がどのように感じるか，聴き取りをしてみてくだ
さい。たとえばメチルフェニデートの場合，作業が緻密になるそうです。
子どもだとノートのマス目からはみ出していた字が，マスにおさまるよう
になります。大人だと楽器が上手に弾けるようになるという人もいます。

表 5 － 2　日本で処方可能な ADHD の治療薬

薬名 （製品名）	作用機序	副作用	主観的な変化	備考
メチルフェニデート （コンサータ）	線条体 DA トランスポーターに作用し，ドパミン再取り込阻害。チックが悪化。	吐き気・頭痛・入眠困難・成長抑制・チック	・**作業が緻密になる**（ノートの字がきれいになる・ギターが弾けるようになる） ・**意欲が湧く**（面倒くさくなくなる） ・**集中力の向上** ・**眠気がなくなる**（頭の中が静かになる・優先順位をつけられる・ワーキングメモリの改善）	処方するためにADHD 適正流通管理システムに登録が必要
アトモキセチン （ストラテラ）	前頭前野の NE 再取り込みを阻害し，NE 量を増加させる。	攻撃性の顕著な増大・自殺念慮・幻聴など	・**視野が広くなる。** （運転ができる） ・**距離をとって物事をみられる。**	
グアンファシン （インチュニブ）	シナプス前 α 2 受容体に作動薬として働き，NE 量を減少させる。衝動性・攻撃性には効果がある。	イライラ・頭痛・立ちくらみ		

DA：ドパミン　NE：ノルエピネフリン

アトモキセチンを飲んだ方のなかには，視野が広くなって車の運転にゆとりが出たという人もいます。

「頭の中が静かになる」と言う方も多いです。それまでは，ちょっと前に見た面白いテレビ番組の映像が思い出されたり，自分が好きな音楽の曲が流れていたり，あるいは叱られた言葉が頭のなかでリフレインされていたりするそうですが，薬を飲むとこうした騒がしさが落ち着くようです。ADHD の人たちは生まれてこの方，頭の中がうるさいので，薬を飲むと「普通の人ってこんなに楽なんだ」と感じると言います。

治験の結果としては集中力が上がったとか衝動性が低下したとか，そのようなくくりになってしまうので，個々の患者さんにとって薬を飲むことがどのような体験かを知っておくことがすごく大切です。

表 5 - 3 ADHD 治療薬の副作用比較

	メチルフェニデート	リスデキサンフェタミン	アトモキセチン	グアンファシン
食欲低下	＋	＋	＋	
成長抑制	＋＋	＋	＋	
消化器症状（腹痛・吐き気・嘔吐・便秘・口渇）	＋	＋＋	＋	＋
血圧上昇・頻脈	＋	＋	＋	
睡眠困難	＋＋	＋＋	＋	
チック	＋	＋		
イライラ・気分の変化	＋	＋	＋	
眠気			＋＋	＋
めまい	＋	＋	＋	＋
頭痛	＋＋	＋		

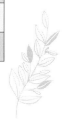

❺-4　発達障害と仕事

（1）ASD と仕事

①職業観

　ASD の子だけに限らないことですが，以下のような職業観は共通していえます。

> ・仕事の内容をよく理解できていない
> ・身近な仕事以外のことはわからない
> ・自己の適性を認識するのが苦手
> ・他者と比較しモニターできない
> ・苦手とすることを克服しようとして，失敗を重ねる（人付き合いの苦手さを克服するために接客（コンビニ,給仕,コールセンター）などをする）
> ・自分の興味を「なりたい職業」と混同
> 　声優・ゲームクリエイター・モデル・youtuber……
> ・社会を広く見渡したりイメージを膨らませたりするのが苦手（Kaien，2017）
>
> ＡＳＤの子の職業観

　このような職業観をいったん脇において，自己の適性の認識が，適した職場とのマッチングに不可欠になります。

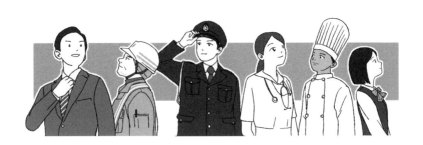

②得意と苦手

　また，得意なことができる職場が大前提になるので，以下に挙げる得意なことをキーワードに仕事を探すとよいでしょう。

＋得意なこと＋	―苦手なこと―
・周囲の意見などに流されず，数字や出来事から事実のみを抽出する力 ・大きな意味付けよりも，ルールに定められた細部を意識して，緻密な作業をコツコツする力 ・数値・文字情報など見える化されている情報を正確に迅速に処理する力	・周囲と協調して働く ・全体感を見て働く ・人の感情や場の雰囲気をくみ取る業務

③適所

　欧米では下記のような職業が勧められています。

長く続けられる仕事の一例

ヘルスケア
コンピュータ関連
熟練工・機械工・エンジニア
外食産業
教育・保育など

〈STEM(science, technology, engineering and mathematics.) とは〉
科学，技術，工学，数学の分野。発達障害で STEM 分野に親和性・適性のある人は多い。アメリカ・ヨーロッパでは売り手市場なので，ASD の人は，STEM 分野に進むことが奨励されている。
　※ AutismSpeaks による

（AutismSpeaks は ASD の患者さん団体）

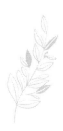

逆に労働市場の側からは，人工知能に関連した業務で注目されています。ASD の労働者は極めて高い集中力と分析的思考能力，IT スキルを持つことが多く，人工知能開発に伴う反復作業に長時間根気強く取り組んだり，論理的推論やパターン認識の高い能力を活かしてモデルの開発やテストに取り組んでいます。日頃 ASD の患者さんとお付き合いしていても，IT スキルに優れる人は多い実感はあります。韓国でも ASD のスタッフが人工知能ベンチャーで活躍しているそうです。

アメリカでは Neurodiversity hiring program といって，主に ASD の特性を持つ人の能力を最大限に活用しようとする取り組みがなされています。Goldman Sachs, Credit Suisse, JP Morgan Chase といった金融機関から，Microsoft, Dell, IBM といった情報通信企業，Ford のような自動車メーカーなどが取り組んでいます。これらの企業は ASD の方の得意な部分に着目し，純粋に戦力として募集しています。通常と異なり，これらの取り組みでは面接による採用をやめ，本人のスキルを徹底的に調査するそうです。

（2）ADHD と仕事
①長く続けられる仕事

〈自分の興味を発信できる仕事〉	〈瞬間的な判断を要する仕事〉
編集・記者・企画 ディレクター・カメラマン 技術職 料理人 整備工・鳶職・漁師・理容師	消防士・救急隊員・警察官 人に関わる仕事 営業 コールセンター

　ADHD の人は単調な作業が苦手で，目新しさや刺激を好みます。特に小中学校では漢字や計算など，単調な繰り返し作業に耐えられず，高校になると中退する人もいます。デスクワークよりは手や身体を動かす作業を

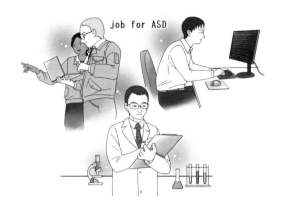

好む人は多いです。

　起業やフリーランスが多いです。

　料理にハマる人もいます。原材料から比較的短時間のうちに料理が出来上がるし，火を使っての調理など，劇的な変化があるのでそれに魅力を感じるのでしょう。農林水産業の中では，漁業で大きな成果を上げる人もいます。人懐っこい人も多いので，理容師・美容師といった対人業務や，営業の仕事も続けられるでしょう。

②避けたほうがいい仕事

〈単調な作業〉
　検品・校正・流れ作業

〈精確さを求められる仕事〉
　経理・測量

〈時間・締め切りが厳しい仕事〉
　電車の運転士・パイロット・運送業

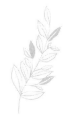

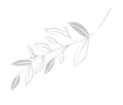

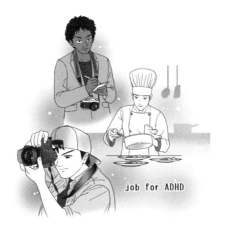

job for ADHD

　反対に避けたほうがいい仕事は，単調であったり制限の厳しい仕事でしょう。

③工夫

　なるべく静かな場所で仕事をしたほうが良いでしょう。またデスクワークのように座る時間が長い環境であるなら，書類をシュレッダーにかける，水を飲むなど定期的に立ち歩く時間を作ります。

（3）一般原則

OK	Bad…
・マニュアルがある ・対人交渉が少ない ・1人でやれる ・自分のペースでやれる ・1つずつ順番に仕事をする ・刺激の少ない静かな環境 ・理解者がいて具体的な指示をしてくれる	・臨機応変が求められる ・複雑な対人交渉がある ・皆で協力して行う ・時間制限が厳しい ・同時に複数の仕事をこなす ・騒がしいなど、刺激の多い環境

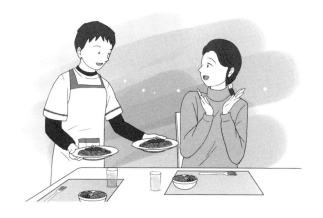

　環境と仕事の内容が合っているかどうかということを見極める上では，このような要素に注意してみてください。

　電車が好きな方はかなり多く，他には生き物が好きな方もいます。親御さんが「この子には何をやってもダメなんです」という人でも，家のなかでよく料理をつくっていて，家族には評判が良いことがあります。料理に興味を持つ人ならば，写真を見せるようにお願いすると，毎回診察のたびにスマートフォンで撮影して持ってきてくれます。見せてもらうたびに，「美味しそう」などと好意的に感想を伝えると，さらに様々な料理に挑戦してくれます。

　本人の好きなことが，仕事に結びつくと，継続して働くモチベーションになると思います。

　たとえば，電車が好きな人なら，駅で働く・電車が見える場所で働くというような考え方があるでしょう。何回も電車に乗り継ぐ必要があるような，不便な場所であっても，電車好きな人にとっては移動が苦になりません。

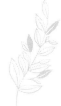

（4）働き方

働き方には一般枠（closed）と障害者枠（open）の2つがあります。

一般枠での就労

大企業（一般枠）

入社面接では，臨機応変さや柔軟な・会話力が必要。人事異動・転居が多い。安定して働ける。

中小企業（一般枠）

大企業よりは競争率が下がるが，一人が何役もこなす必要がある。

一般枠就労の特徴・メリット

一般枠で入社した場合，発達障害や（合併した）精神疾患のことは，必ずしも会社に伝える必要はありません。もちろん伝えることもできますが，通院や治療への理解を必ずしも十分に得られるとは限りません。給料は障害者雇用と比較すれば高いですが，その分仕事への要求水準が高いです。

障害者枠（障害者就労）

軽作業（運搬・清掃・包装）と事務補助（データ入力・電話対応・ファイリングなど）を主な業務内容とする

メリット	デメリット
・解雇基準が厳しい ・障害へ配慮してもらえる ・障害を隠さなく良い ・通院できる ・病欠しやすい ・大企業が多く，倒産する心配がない ・残業がほとんどない。就労時間が短い会社もある	・一般枠より平均給与が低い。障害者枠の平均給与は180万円ほど ・職種の幅がせまく，限られている簡単な仕事しかできず，技能の取得やキャリアアップが難しい ・昇給がほとんどない

Session 5　まとめ

1. 成人の発達障害を疑うきっかけは診察場面で得られた情報の中にある。
2. 発達障害の診断は，治療方針の立案に役立つ。
3. 本人の長所を認め，褒めることを心がければ，良い治療関係を構築できる。
4. 薬物療法が必要になることもあるが，環境調整や心理教育がもっとも重要である。
5. 良い環境に入り，苦手を補うスキルを身につければ，幸せな生活を送ることができる。

🌿 **文献** 🌿

青木省三，村上伸治（2015）　大人の発達障害を診るということ：診断や対応に迷う症例から考える　医学書院

Selten, J.-P., Lundberg, M., Rai, D., Magnusson, C. (2015)　Risks for nonaffective psychotic disorder and bipolar disorder in young people with autism spectrum disorder: a population-based study JAMA Psychiatry 72 (5)：483-489

Fisher, M. H., Epstein, R. A., Urbano, R. C., Vehorn, A., Cull, M. J., Warren, Z. (2019)　A population-based examination of maltreatment referrals and substantiation for children with autism spectrum disorder　Autism Int. J. Res. Pract. 23 (5)：1335-1340, 7月 2019

Zwaigenbaum, L. and Penner, M. (2018)　Autism spectrum disorder: advances in diagnosis and evaluation　BMJ 361, p. k1674, 21 2018

別府哲，小島道生（2010）「自尊心」を大切にした高機能自閉症の理解と支援　有斐閣

Fogleman, N. D., Leaberry, K. D., Rosen, P. J., Walerius, D. M. and Slaughter, K. E. (2018)　Relation between internalizing behaviors, externalizing behaviors, and peer victimization among children with and without ADHD　Atten. Deficit Hyperact. Disord. 10 (3)：209-222, 9月 2018

Someki, F., Torii, M., Brooks, P. J., Koeda, T. and Gillespie-Lynch, K. (2018)　Stigma associated with autism among college students in Japan and the United States: An online training study　Res. Dev. Disabil. 76：88-98, 5月 2018

笠原嘉（2015）　うつ病臨床のエッセンス［新装版］　みすず書房

Cassidy, S. and Rodgers, J. (2017)　Understanding and prevention of suicide in autism　Lancet

Psychiatry 4（6）：p. e11

Chronis-Tuscano, A., et al.（2010）　Very early predictors of adolescent depression and suicide attempts in children with attention-deficit/hyperactivity disorder　Arch. Gen. Psychiatry 67（10）：1044-1051, 10 月 2010

NTT ラーニングシステムズ営業本部　キャリアデザイン│人材育成の基礎知識│人材育成・教育研修 [Online] Available at：https://www.lswest.jp/hrd/knowledge/step1/detail-7.html. [参照：19-9 月 -2019]

村上由美（2018）　発達障害の人の「片づけスキル」を伸ばす本 アスペルガー，ＡＤＨＤ，ＬＤ……片づけが苦手でもうまくいく！　講談社

Baker, E., Richdale, A., Short, M. and Gradisar, M.（2013）　An investigation of sleep patterns in adolescents with high-functioning autism spectrum disorder compared with typically developing adolescents　Dev. Neurorehabilitation 16（3）：155-165, 6 月 2013

Hirsch, L. E. and Pringsheim, T.（2016）　Aripiprazole for autism spectrum disorders（ASD）　Cochrane Database Syst. Rev. 6, p. CD009043, 6 月 2016

Fung, L. K., et al.（2016）　Pharmacologic Treatment of Severe Irritability and Problem Behaviors in Autism: A Systematic Review and Meta-analysis　Pediatrics 137 Suppl 2：S124-135, 2 月 2016

McDougle, C. J., et al.（2005）　Risperidone for the core symptom domains of autism: results from the study by the autism network of the research units on pediatric psychopharmacology　Am. J. Psychiatry 162（6）：1142-1148, 6 月 2005

Research Units on Pediatric Psychopharmacology Autism Network（2005）　Randomized, controlled, crossover trial of methylphenidate in pervasive developmental disorders with hyperactivity　Arch. Gen. Psychiatry 62（11）：1266-1274, 11 月 2005

Posey, D. J. et al.（2007）　Positive effects of methylphenidate on inattention and hyperactivity in pervasive developmental disorders: an analysis of secondary measures　Biol. Psychiatry 61（4）：538-544, 2 月 2007

Scahill, L. et al.（2015）　Extended-Release Guanfacine for Hyperactivity in Children With Autism Spectrum Disorder　Am. J. Psychiatry 172（12）：1197-1206, 12 月 2015

Patra, S., Nebhinani, N., Viswanathan, A. and Kirubakaran, R.（2019）　Atomoxetine for attention deficit hyperactivity disorder in children and adolescents with autism: A systematic review and meta-analysis　Autism Res. Off. J. Int. Soc. Autism Res. 12（4）：542-552, 4 月 2019

Stahl, S. M.（2013）　Stahl's Essential Psychopharmacology, 4 版　Cambridge University Press

Sharma, A. and Couture, J.（2014）　A review of the pathophysiology, etiology, and treatment of attention-deficit hyperactivity disorder（ADHD）　Ann. Pharmacother 48（2）：209-225, 2 月 2014

本田秀夫，日戸由刈（2013）　アスペルガー症候群のある子どものための新キャリア教育：小・中学生のいま，家庭と学校でできること　金子書房

株式会社 Kaien　大人のアスペルガー症候群：発達障害 総合 [Online]. Available at：https://www.kaien-lab.com/faq/1-faq-developmental-disorders/asperger/. [参照：19-9 月 -2019]

Wellbeing, C. S.　Autism spectrum, 06-9 月-2018. [Online]. Available at：https://www.education.sa.gov.au/supporting-students/health-e-safety-and-wellbeing/health-support-planning/managing-health-education-and-care/neurodiversity/autism-spectrum. [参照：19-9 月 -2019].

Wei, X., Yu, J. W., Shattuck, P., McCracken, M. and Blackorby, J.（2013）　Science, technology, engineering, and mathematics（STEM）participation among college students with an autism spectrum disorder　J. Autism Dev. Disord. 43（7）：1539-1546, 7 月 2013

Employment Tool Kit | Autism Speaks. [Online]. Available at：https://www.autismspeaks.org/tool-kit/employment-tool-kit. [参照：19-9 月-2019].

Murawski, J.（2019）　People With Autism Are Hot Hires for AI Jobs　Wall Street Journal 01-8 月 -2019

フォーブス ジャパン（2019）　自閉症を抱えたスタッフが大活躍 売上 10 倍に迫る韓国 AI ベンチャー　Forbes JAPAN 30-8 月 [Online]. Available at：https://forbesjapan.com/articles/detail/29275. [参照：19-9 月 -2019]

Goldman Sachs | Professionals - Neurodiversity Hiring Initiative　Goldman Sachs. [Online]. Available at：https://www.goldmansachs.com/careers/professionals/neurodiversity-hiring-initiative.html. [参照：19-9 月-2019]

Vote for Ambitious About Autism　Ambitious about Autism 15-10 月-2018. [Online]. Available at：https://www.ambitiousaboutautism.org.uk/vote-for-ambitious-about-autism. [参照：19-9 月-2019]

Autism as an Asset in the Workplace - Freddie Mac. [Online]. Available at：http://www.freddiemac.com/about/people/autism-as-asset.html. [参照：19-9 月 -2019]

Capital One | Inclusion and Diversity. [Online]. Available at：https://diversity.capitalone.com/inclusion. [参照：19-9 月 -2019]

Companies Want to Work With People Who Have Autism　JPMorgan Chase & Co. [Online]. Available at：https://www.jpmorganchase.com/corporate/news/stories/companies-want-to-work-with-people-with-autism.htm. [参照：19-9 月 -2019]

Inclusive Hiring at Microsoft. [Online]. Available at：https://www.microsoft.com/en-us/diversity/inside-microsoft/cross-disability/hiring.aspx. [参照：19-9 月 -2019]

Neurodivergent hiring program. [Online]. Available at: https://jobs.dell.com/neurodiversity. [参照：19-9 月 -2019]

IBM AbilityLab Content Clarifier - IBM Accessibility Research, 28-3 月 -2018. [Online]. Available at：https://www.ibm.com/able/content-clarifier.html. [参照：19-9 月 -2019]

[News] Ford Motor Company expands hiring program for individuals on the spectrum | College Autism Network（CAN）

Verheul, I., Rietdijk, W., Block, J., Franken, I., Larsson, H. and Thurik, R.（2016）　The association between attention-deficit/hyperactivity（ADHD）symptoms and self-employment　Eur. J. Epidemiol.31（8）：793-801, 2016

Nadeau, K. G.（2005）　Career choices and workplace challenges for individuals with ADHD　J. Clin. Psychol. 61（5）：549-563, 5 月 2005

Gerber, P. J.（2001）　Employment of Adults with Learning Disabilities and ADHD：Reasons for Success and Implications for Resilience　ADHD Rep.9（4）：1-5, 8 月 2001

Nadeau, K. G.（1997）　ADD In The Workplace: Choices, Changes, And Challenges, 1 edition　Bristol, Pa: Routledge

ADHD in The Workplace - Tips To Flourish In The Work Environment　Psycom.net - Mental Health Treatment Resource Since 1986

障害者雇用と一般雇用の違い - マイナーリーグ. [Online]. Available at：https://mlg.kaien-lab.com/pages/

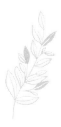

employment-about.［参照：23-9 月 -2019］

TEENS 執筆チーム，飯島さなえ，鈴木慶太（2017）　発達障害の子のためのハローワーク　合同出版

おわりに

　本書に密接に関連する発達障害研修会や発達障害検査入院を東大病院こころの発達診療部が開始した頃と比べると，成人の発達障害（特に，知的な遅れがなくて成人になってから問題となる発達障害）は広く知られるようになりました。「発達障害バブル」という表現もされており，過剰診断がしばしば指摘されます。それでいながら，実際には，過少診断も少なからず見受けられるように思われます。いずれにしても部分的な特徴にばかり目が行きがちなのかもしれません。適切な支援を目指す上で，幼少期からの発達の経過を追いながら包括的な評価を行うことが有用であると改めて述べておきたいと思います。

　また，「発達障害はもう古い，これからはトラウマだ」というような声を聞くことがありますが，両者は無関係というわけではありません。発達障害やそれにつながる発達特性はトラウマに遭遇するリスクを高めて悪循環が形成されやすくなることもしばしばです。また，感覚や注意や記憶を含めた特性のためにトラウマにとらわれやすくなることもあるのではと思われます。その人に適合するトラウマインフォームドケアを考える際に，発達の経過や発達障害あるいは発達特性の観点からも検討することが望まれます。

　こうしてみると，発達障害の専門家とされる方々だけでなく，幅広いメンタルヘルスの関係者にとっても，成人の発達障害の理解を深めることは有意義と思われます。本書がその一助になれたらと願っています。

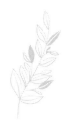

索 引

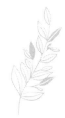

著者略歴 (執筆順)

金生由紀子 (かのう　ゆきこ)
東北大学医学部卒業。児童精神科医。医学博士。日本精神神経学会精神科専門医。日本児童青年精神医学会認定医。子どものこころ専門医。
東京大学医学部附属病院精神神経科，北里大学大学院医療系研究科などを経て，現職。
著書：トゥレット症候群（チック）―脳と心と発達を解くひとつの鍵―（共編著，星和書店，2002 年），精神医学を知る　メンタルヘルス専門職のために（共編著，東京大学出版会，2009 年），子どもの強迫性障害　診断・治療ガイドライン（共編著，星和書店，2012 年），自閉スペクトラム症の医療・療育・教育　新版（共編著，金芳堂，2016 年）など。

濱田純子 (はまだ　じゅんこ)
日本大学大学院修士課程修了。公認心理師，臨床心理士，Early Start Denver Model (ESDM) 認定セラピスト（カリフォルニア大学デイビス校 MIND institute 認定）。子ども家庭支援センター，療育施設等を経て，現在は東京大学医学部附属病院こころの発達診療部に勤務。発達障害を持つ乳幼児に対しての早期療育や，児童，思春期の子どもを対象に各種心理検査やトラウマ治療を含む心理療法を実践している。

江口　聡 (えぐち　さとし)
専修大学大学院修士課程修了。公認心理師，臨床心理士，精神保健福祉士。
更生相談所，精神科クリニック，大学病院精神科デイケアなどを経て，現在は東京大学医学部附属病院こころの発達診療部で児童の面接や検査，成人を対象とした発達障害検査入院を担当している。またホーム訪問看護ステーションで訪問カウンセリングにも従事している。

黒田美保 (くろだ　みほ)
東京大学大学院医学系研究科博士課程修了。博士（医学・学術）。公認心理師，臨床発達心理士，臨床心理士。
国立精神神経医療研究センター，淑徳大学，福島大学等を経て，現在は帝京大学文学部心理学科教授。
著書：公認心理師のための発達障害入門（単著，金子書房），これからの発達障害のアセスメント（編著，金子書房），公認心理師技法ガイド（編著，文光堂），発達障害支援に生かす適応行動アセスメント（監訳，金子書房），自閉症スペクトラム障害の診断・評価必携マニュアル（監訳，東京書籍）など。

江里口陽介 (えりぐち　ようすけ)
東京大学医学部卒業。児童精神科医。
東京都立松沢病院精神神経科，東京都立小児総合医療センター　児童思春期精神科を経て 2016 年より東京大学医学部附属病院こころの発達診療部に勤務。

成人の発達障害の評価と診断

―多職種チームで行う診断から支援まで―

ISBN978-4-7533-1196-5

編著者

東大病院こころの発達診療部

2022 年 2 月 5 日　第 1 刷発行

2022 年10月22日　第 2 刷発行

印刷・製本　(株)新協

発行所　(株)岩崎学術出版社

〒 101-0062　東京都千代田区神田駿河台 3-6-1 菱和ビルディング 2 F

発行者　杉田　啓三

電話 03(5577)6817　FAX 03(5577)6837

Ⓒ2022　岩崎学術出版社

乱丁・落札本はおとりかえいたします　検印省略